Inhalt

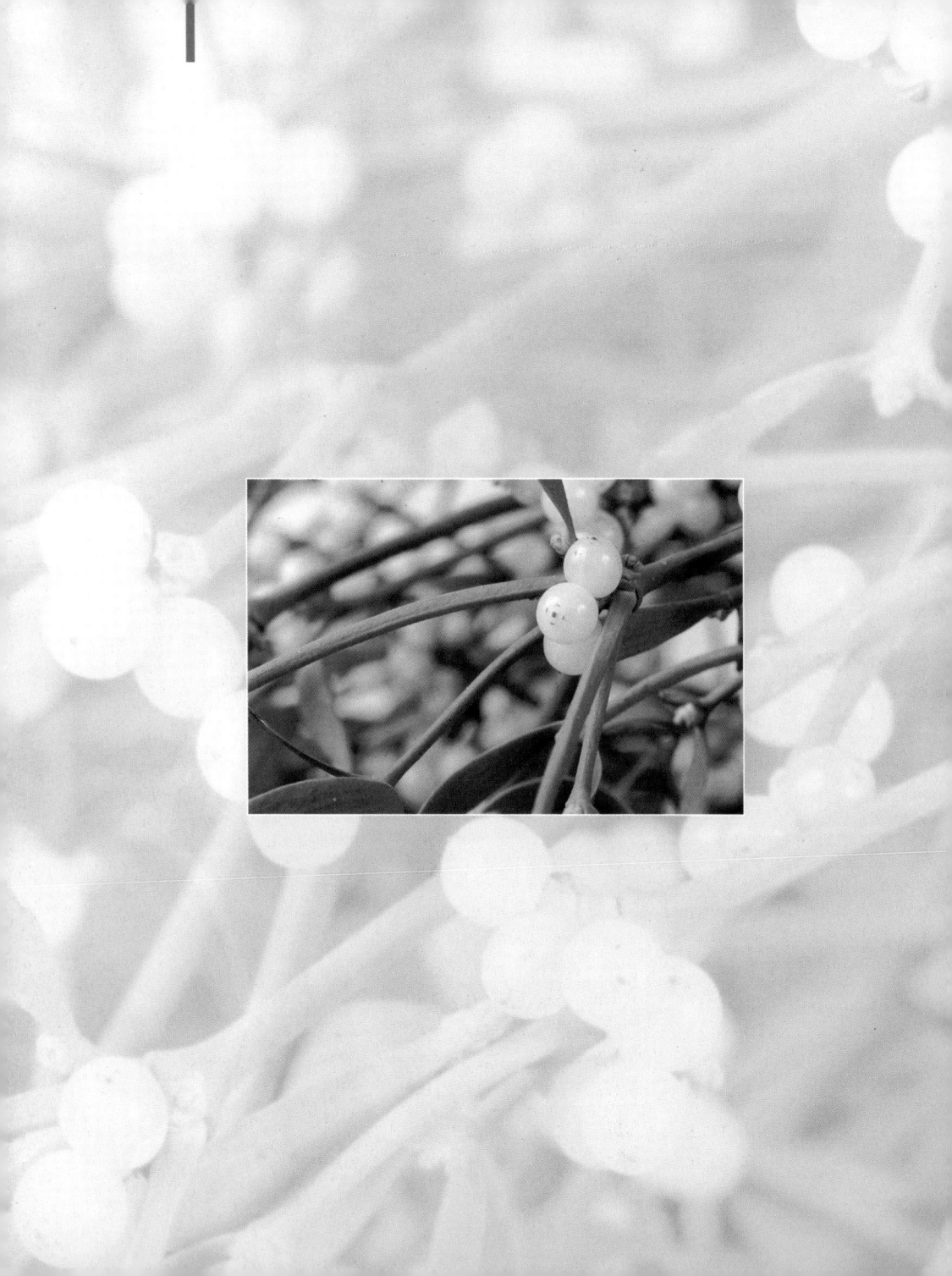

Martina Schnober-Sen

Die Heilkraft der
Mistel

Unter Mitarbeit von Dr. Günther Stoll

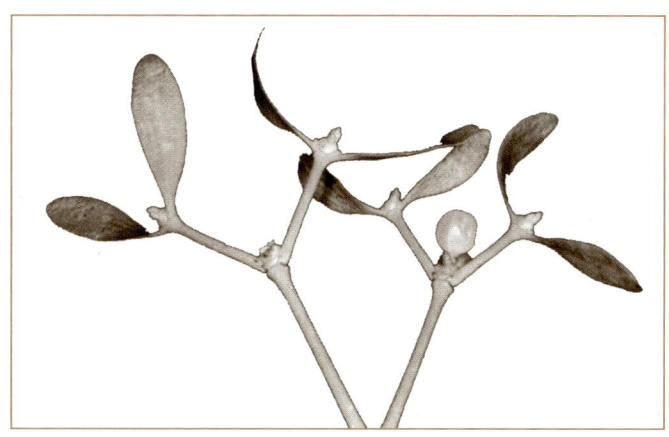

Urania

Die Deutsche Bibliothek – CIP-Einheitsaufnahme
Schnober-Sen, Martina:
Die Heilkraft der Mistel / Martina Schnober-Sen.
Unter Mitarb. von Günther Stoll. - Berlin :
Urania, 1999
ISBN 3-332-00528-6

Umschlaggestaltung: Behrend & Buchholz, Hamburg
Titelbild: The Image Bank, Bildagentur,
Heine-Stillmark
Redaktion und Produktion: MediText, Stuttgart
Fotos: Prof. Dr. P. Großcurth (Zürich), Dr. H. G. Beer
(Oberasbach) (4), biosyn (2), Digital Stock (1), Dr.
Christian Kaplan (3)

Druck: Westermann Druck Zwickau
Printed in Germany
Gedruckt auf alterungsbeständigem Papier und
chlorfrei gebleichtem Zellstoff

ISBN 3-332-00528-6

Die Autorin:
Martina Schnober-Sen arbeitet als freie Autorin
und Redakteurin.

Zum gleichen Themenbereich in gleicher Aus-
stattung im Urania Verlag erschienen:

Martina Schnober-Sen: Gesund und fit mit
Kombucha, ISBN 3-332-00522-7

Gertrud Teusen: Beschwerden lindern mit der
Teufelskralle, ISBN 3-332-00521-9

Gertrud Teusen: Gesundheit und Wohlbefinden
mit Hanf, ISBN 3-332-00520-0

Karin Pahl: Gesund und schlank durch Algen,
ISBN 3-332-00527-8

Margret Stukenbrock: Ein altes Hausmittel neu
entdeckt: Eisenkraut, ISBN 3-332-00525-1

Für die Genehmigung zum Abdruck der
Abbildungen auf S. 10 danken wir biosyn
Arzneimittel GmbH (Fellbach).
Weitere Informationen zum Thema Mistel,
insbesondere zur Mistel in der Krebstherapie,
erhalten Sie bei:

Dr. Günther Stoll
Wiesenstr. 98
70794 Filderstadt

Die Mistel – ein geheimnisvolles Gewächs mit heilender Wirkung

Die Mistel ist ein eigenartiges und einzigartiges Gewächs. Die meisten werden sie sicher nur im Zusammenhang mit Weihnachten und dem vor allem im englischsprachigen Raum praktizierten Brauch, sich unter einem Mistelzweig zu küssen, kennen. Doch ist die Mistel viel mehr als nur festliche Dekoration. Ihr werden seit Jahrhunderten, sogar Jahrtausenden, besondere Kräfte zugeschrieben, darunter auch heilende. Die Heilwirkung der Mistel in Form eines wässrigen Auszugs, also eines Tees, ist in der modernen Natur- und Schulmedizin teilweise umstritten, die Injektion des Mistelextrakts dagegen ist heute, am Ende des 20. Jahrhunderts, eine der bekanntesten Methoden in der biologischen Krebsbehandlung. Zwar wird die Misteltherapie gegen Krebs meist lediglich begleitend zu anderen Maßnahmen wie Operation, Strahlen- und/oder Chemotherapie eingesetzt, doch hier bringt sie außergewöhnliche Heilerfolge hervor. Die sind mittlerweile auch wissenschaftlich so gut untermauert, dass die Schulmedizin sich schon lange nicht mehr sträubt, Misteltherapien zu verordnen. Um keine falschen Hoffnungen aufkommen zu lassen: Auch die Mistel ist nicht das erhoffte Heilmittel gegen Krebs. Aber die Behandlung mit Mistelextrakt führt zumindest zu einer deutlichen Verbesserung der Lebensqualität von Krebspatienten. Und das ist weit mehr, als die konventionellen Krebstherapie-Methoden bis heute von sich sagen können.

Weißbeerige Mistel für die Krebsbehandlung

In Süd- und Mitteleuropa bis nach Asien hinein findet sich die Mistel auf Bäumen. Vier Arten gibt es:

- ▶ die gelbbeerige Mistel
- ▶ die Zwergmistel
- ▶ die rotbeerige Mistel
- ▶ die weißbeerige Mistel.

Für die Krebsbehandlung wird lediglich die weißbeerige Mistel verwendet, die in Frankreich am häufigsten vorkommt. Das hängt vermutlich damit zusammen, dass sie hier optimale Lebensbedingungen vorfindet: ausreichende Wasserversorgung, genügend Licht, angenehme Temperaturen und die richtigen Wirtsbäume. Zudem hängt die Vermehrung der Mistel hauptsächlich vom Vorkommen dreier Vogelarten ab. Die Misteldrossel, die Mönchsgrasmücke und der Seidenschwanz verbreiten die Samen der Pflanze.

Eine Pflanze ohne Bodenhaftung

Was auch dem Laien sofort ins Auge fällt, wenn er Misteln auf Bäumen sieht: Die Pflanze sprießt offensichtlich nicht aus dem Boden hervor. Sie befindet sich meist in gleichmäßig runder, kugeliger Gestalt in Bäumen. In nahezu allen Laubbäumen kann die Mistel vorkommen, aber nur in zwei Nadelbäumen, nämlich in Tannen und Kiefern.

Sie braucht diese Wirtsbäume zum Leben, Wachsen und Gedeihen, weshalb sie als Schmarotzer oder Parasit bezeichnet wird. Sie entzieht ihnen mit ihrer „Wurzel", dem so genannten Senker, der unter der Rinde des Baumes sitzt, Mineralien und Wasser. Da sie keine ausgebildete Wurzel im herkömmlichen Sinne hat, kann sie diese Stoffe nicht direkt aus dem Erdboden aufnehmen. Deshalb sucht sie sich einen „Partner", mit dem sie eine „Lebensgemeinschaft", eine Symbiose, eingeht.

Vermehrung und Züchtung der Mistel

Bei der Vermehrung der Mistel geht es daher auch nicht um die Aussaat der Samen in den Boden, sondern die Samen müssen auf die entsprechenden Bäume gelangen und dann auch noch unter die Rinde.

Die Mistel findet man in mittel- und südeuropäischen Ländern sowie in Teilen Asiens.

6

Hier kommen wieder die Misteldrossel, die Mönchsgrasmücke und der Seidenschwanz ins Spiel. Im Winter und Frühling fressen sie Mistelbeeren sozusagen als Notnahrung, weil sie in der Natur kaum noch Alternativen finden. Die Misteldrossel und der Seidenschwanz picken die ganzen Beeren von den Mistelzweigen und scheiden die Samen unverdaut wieder aus. Ihre Kotklümpchen bleiben an den Bäumen haften und der Samen der Mistel befindet sich da, wo er hinwill: auf einem Wirtsbaum. Die Mönchsgrasmücken können Mistelbeeren nicht ganz verschlingen, weil sie einen zu kleinen Schnabel haben. Sie müssen erst die Samen herausbohren und buchstäblich auf den Ast kleben, auf dem sie sitzen, bevor sie die Haut fressen können. Das schleimige Fruchtfleisch wirkt dabei als effizienter Kleber.

Natürlich kann und will man sich bei der Mistelvermehrung nicht allein auf die Natur verlassen, um nicht Gefahr zu laufen, plötzlich ohne den notwendigen Nachschub beispielsweise für den Mistelextrakt dazustehen. Die Kultivierung durch den Menschen imitiert die natürliche Vermehrung. Man pflückt eine reife Mistelbeere von einem Baum und drückt sie zwischen zwei Fingern vorsichtig so lange, bis der Kern herauskommt. Den schleimigen Samen klebt man auf einen möglichst jungen Zweig eines Wirtsbaums und entfernt schließlich die Beerenschale vom angeklebten Samen.

Mistel und Baum gründen eine Lebensgemeinschaft

Die Aussaat der Mistel findet unabhängig davon, ob sie durch Vögel oder den Menschen erfolgte, im März statt. Die Keimung beginnt im April. Das Fruchtfleisch ist getrocknet und heftet den Kern zuverlässig an den Ast. Ein grüner Keim streckt sich aus dem Kern und wächst gegen die Rinde des Baumes. Auf der Rinde bildet der Keim eine Haftscheibe.

Erst im August oder September gelingt es dem Keim, sich auf der Haftscheibe aufzurichten und damit den Kern von der Rinde wegzuheben. Im Winter wächst er nicht weiter, bleibt aber grün. Der Kern schrumpft. Im folgenden Mai

Die Mistel raubt ihrem Wirtsbaum nicht die Kraft zum Leben. Sie entzieht ihm Wasser und Mineralien und produziert im Übrigen selbst, was sie braucht. Daher wird sie als Halbschmarotzer bezeichnet.

wächst ein Blattpaar aus dem nun ebenfalls leicht gewachsenen Keim.

Der Ast des Wirtsbaums wird an der Stelle, an der der Mistelkeim angeklebt ist, dicker. Er nimmt den Mistelzweig an. Die teilungsfähige äußere Zellschicht des Baumes überwächst die Haftscheibe. Im Gegensatz zu früheren Vermutungen bohrt sich der Senker der Mistel, ihre „Wurzel", also nicht in den Baum, sondern wird tatsächlich von dem Baum akzeptiert und sozusagen eingelassen.

Für die Keimung benötigt die Mistel lediglich Licht und Wärme. Das erklärt, warum beispielsweise im Norden Europas oder im Osten, wo starke Winterfröste herrschen können, kaum Misteln anzutreffen sind. Die Vermehrung oder Züchtung kann nur in gemäßigtem Klima gelingen.

Vom Blattpaar zum Busch

Für das Wachstum nach der Keimung braucht die Mistel Mineralien und Wasser ihres Wirtsbaums, sie muss also unter der Rinde an die Holzgefäße des Wirtsbaums angeschlossen sein.

Die Entwicklung geht recht langsam vonstatten. Auch im dritten Jahr nach der Aussaat trägt der Keim lediglich ein Blattpaar. Im vierten Jahr bilden sich zwischen den beiden Blättern zwei weitere Blattpaare, die ersten beiden Blätter fallen ab. Das Wachstum erfolgt also paarweise und immer in den so genannten Blattachseln. Dies ist die Erklärung für die gleichmäßige kugelige Form des späteren Mistelbuschs.

Etwa im Alter von fünf bis sieben Jahren beginnt der Mistelbusch zu blühen. Die kleinen gelblichweißen Blüten sitzen zwischen den Gabelzweigen. Blütezeit ist der Februar und das ist eine weitere Besonderheit der Mistel. Sie wurzelt nicht in der Erde, ist immergrün und blüht im Februar.

Der leichte Orangengeruch der Blüten zieht bestimmte Insekten an, insbesondere Fliegen, die für die Bestäubung der Blüten sorgen. Das ist notwendig, weil die Mistel selbst entweder nur männliche oder nur weibliche Blüten hervorbringt. Zur Bestäubung ist sie auf fremde Hilfe angewiesen.

Etwa neun Monate dauert die Entwicklung der Frucht. Aus den Blüten erwächst demnach im November die Mistelbeere. Und auch das unterscheidet die Mistel von anderen Pflanzen: Die Fruchtreife nahezu mitten im Winter. Im Innern der Frucht entwickelt sich ab Juni der Mistelsamen, aus dem ein neuer Mistelbusch hervorgehen kann, vorausgesetzt, er gelangt auf einen Wirtsbaum. Die blasse Färbung der Schale ermöglicht dem Samen eine ausreichende Lichtzufuhr, ohne die er in kurzer Zeit absterben würde. Auf inzwischen angelegten Mistelplantagen vor allem in Frankreich sorgt das Wissen um die idealen Zuchtbedingungen und die Vorgänge bei Vermehrung und Entwicklung der Mistel für einen stetigen Nachschub an Misteln, der die Verfügbarkeit des Medikaments jederzeit garantiert. Jede Astgabelung des Mistelbuschs entspricht einem Jahrestrieb. Ein ausgewachsener Busch kann einen Durchmesser von bis zu einem Meter erreichen und bis zu 70 Jahre alt werden.

Ein ausgewachsener Mistelbusch kann einen Durchmesser von bis zu einem Meter erreichen und bis zu 70 Jahre alt werden.

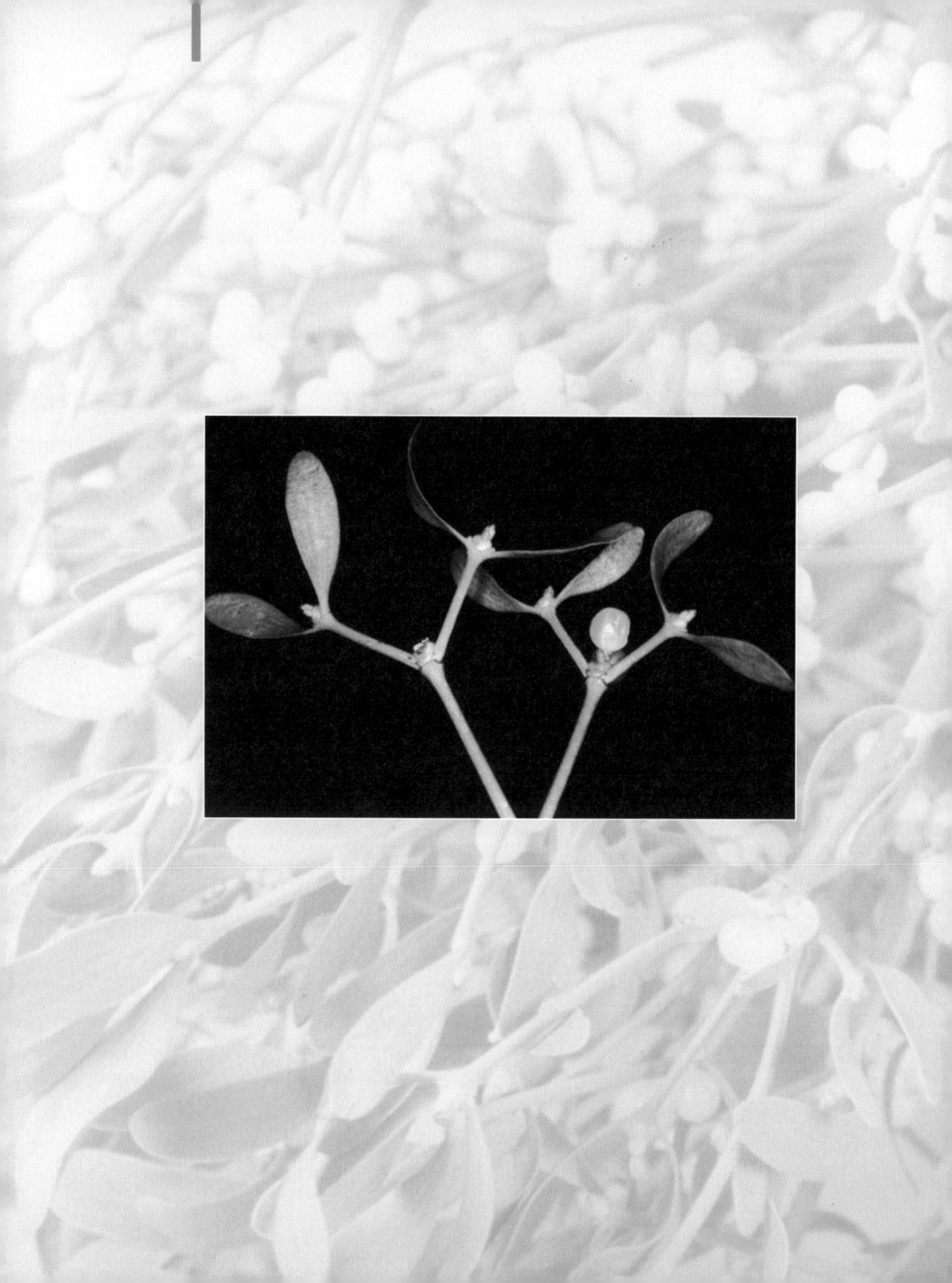

Die Geschichte der Mistel als Heilmittel

Bereits in der Antike und in der germanischen Mythologie findet die Mistel Erwähnung. Schon damals faszinierte ihre außergewöhnliche Erscheinung, die den Jahreszeiten und anderen Kräften der Natur zu trotzen scheint.

Der griechische Arzt Hippokrates (* um 460 v. Chr., † um 370 v. Chr.), Begründer der Medizin als Wissenschaft, die auf Beobachtung und einer spekulationslosen Diagnose beruht, setzte die Mistel gegen Epilepsie und Schwindel ein.

Plinius der Ältere, der kaiserlicher Beamter war, aber auch Historiker und Schriftsteller, und der 79 n. Chr. beim Ausbruch des Vesuvs ums Leben kam, hatte eine besondere Beziehung der Gallier zu Misteln ausgemacht: „Nicht zu vergessen ist die hohe Mistelverehrung bei den Galliern. Nichts hatten die Druiden, so nannten sie ihre Priester, was ihnen heiliger gewesen wäre, als die Mistel und den Baum, auf dem sie wächst, zumal, wenn es eine Wintereiche war. Sie betrachteten alles, was auf diesem Baume wächst, als Himmelsgabe und als Zeichen, dass dieser Baum von Gott selbst auserwählt sei. Man findet aber die Mistel eher selten auf der Eiche. Gegebenenfalls wurde sie dann mit großer Feierlichkeit am sechsten Tag vor Neumond, der gallischen Zeitrechnung, abgeschnitten. Die Priester mit weißem Kleid bestiegen den Baum und schnitten mit goldener Sichel den Mistelzweig ab, wobei er dann in einem weißen Mantel aufgefangen wurde."

Auch in der Arzneimittellehre des griechischen Arztes und Pharmakologen Dioskurides (um 50 n. Chr.) taucht die Mistel auf, eben-

Schon bei den großen Heilkundigen früherer Zeiten wird die Mistel als wirksame Heilpflanze erwähnt und gelobt.

so bei Ibn Badjdja im 11. Jahrhundert.

Die Benediktinerin Hildegard von Bingen (* 1099, † 1179), die die wichtigste Quelle naturkundlicher Kenntnisse des Mittelalters verfasste, bezeichnete die Mistel als „ausgezeichnete und vielseitige Heilpflanze". Die Erfahrung und das Wissen der Hildegard von Bingen kommen auch heute noch gerade in der Eigentherapie von leichteren Erkrankungen so manchem Patienten zugute. Ihr medizinischer Ansatz, die Hildegardis-Medizin, ist innerhalb der Pflanzenheilkunde anerkannt. Ihre Ratschläge sind zumeist ohne großen Aufwand in die Tat umzusetzen.

Der deutsche Botaniker Hieronymus Bock (* 1498, † 1554), der die Fauna Süddeutschlands erforschte und in seinem Kräuterbuch Pflanzen und ihre Heilwirkungen beschrieb, äußerte sich über die Mistel wie folgt:

Eine der am häufigsten erwähnten Indikationen, bei denen die Mistel in der Vergangenheit zum Einsatz kam, war die Fallsucht, die Epilepsie.

„Eychelmistel soll ein beurte und gewaltige hülff sein wider die fallend sucht / welchs nicht übel zu glauben ist / dann der Mistel ist so hoch gewürdigt / das in allten Heyden omnia sanantem, das ist heyl aller schäden / genent haben."

Also bekämpfte auch er Leiden wie Epilepsie mit der Mistel, setzte sie jedoch auch häufig gegen zahlreiche andere Krankheiten ein.

Der Botaniker und Arzt Carl von Linné (* 1707, † 1778) und der Mediziner Christoph Hufeland (* 1762, † 1836) empfahlen die Mistel insbesondere gegen Epilepsie.

Von den mythischen Kräften, die man dieser Pflanze zuschrieb, zeugt der Glaube, dass Bäume, die eine Mistel tragen, niemals vom Blitz getroffen werden. Die Menschen suchten bei Gewitter Schutz unter Mistel tragenden Bäumen und wähnten sich in Sicherheit.

Gestützt wurde dieser Glaube durch die Annahme, der Samen für die Mistel sei vom Himmel gefallen. In früheren Zeiten konnte man sich das Wachsen und Gedeihen der Schmarotzerpflanze auf Baumästen nicht anders erklären. Auch für den Fortbestand der Menschheit sollte die Mistel sorgen. Der britische Brauch, sich zur Weihnachtszeit unter einem Mistelzweig zu küssen, soll Glück bringen. Früher verband man damit aber ebenso den Gedanken an reichen Kindersegen.

Im französischen Raum ist der Gedanke, die Mistel sei ein Glücksbringer, noch lebendig. Am Neujahrstag überreichen die Kinder allen Bekannten und Verwandten einen Mistelzweig und wünschen ihnen Glück im Neuen Jahr.

Hexenbesen, Drudenfuß und Vogelleimkraut

Die Mistel hat im Volksmund zahlreiche Bezeichnungen. Hexennest und Hexenkraut, Geißechrut, Marataken, Donnerbesen und Knisterholz. Viele sind, wie Vogelleimkraut, von äußeren Merkmalen abgeleitet. Andere, wie Hexenkraut, zeugen von der Unerklärlichkeit, die der Pflanze für die Menschen damals anhaftete und von ihrer Verwendung in der Volksmedizin. Woher die deutsche Bezeichnung Mistel (im Englischen: mistletoe) kommt, ist bis heute ungeklärt. Die lateinische Bezeichnung *viscum album* ist offenbar von der Zähflüssigkeit des Beereninhalts (*viscum*, Viskosität = Zähigkeit) und von der Farbe der Mistelbeeren abgeleitet (*album* = weiß). Aufgrund ihres vielseitigen Einsatzes wurde die Mistel auch die Allerheilende genannt.

Die Mistel als Arzneimittel

Wie bereits erwähnt, wurde die Mistel in der Antike und im Mittelalter als Heilmittel gegen Epilepsie verwendet. Sie sollte ferner helfen gegen Brustenge, Milzsucht und Störungen der Fruchtbarkeit wie das Ausbleiben der Monatsregel.

Ganz selbstverständlich verabreichten unsere Vorfahren einen Tee aus Misteln gegen „innerliche Blutungen". Unter diesem vagen Begriff verstand man beispielsweise Blutungen nach Entbindungen und blutigen Hustenauswurf, der infolge von Lungenblutungen bei Tuberkulose entstand. Aber auch harmlosere Blutungen wie Nasenbluten wurden mit Misteltee behandelt.

Daraus lässt sich ableiten, dass der Mistel krampflösende, den Stoffwechsel anregende und blutstillende Eigenschaften zugeschrieben wurden und werden.

Auf breiter Front setzten die Mediziner der Vergangenheit Misteln auch gegen Gelenkerkrankungen, rheumatische Beschwerden und Arteriosklerosen (Verkalkung der Adern) ein. Eine der stetig zunehmenden Plagen der Neuzeit, der

Andere Namen der Mistel sind:
- Albranken
- Bocksfutter
- Donnerbesen
- Glückszweig
- Mischgle
- Nistl
- Vogelchrut
- Wintergrün
- Wispen
- Wespe und
- Wösp.

allergische Schnupfen, auch Heuschnupfen genannt, wurde ebenfalls erfolgreich mit Misteln bekämpft. Hier griffen die Heiler auf einen Mistelsud zurück, der entweder in die Nasenlöcher getupft oder inhaliert wurde. Die Behandlung war auch in Form von Nasenspülungen möglich, bei denen man den Mistelsud durch ein Nasenloch hochzog und durch das andere wieder auslaufen ließ.

Eine weitere Indikation für Misteltee war der Keuchhusten. Hier sollte die Mistel reizstillend und lösend wirken.

Warme Bäder mit einem Zusatz aus Mistelkraut linderten die Beschwerden bei Frostbeulen und bei Krampfadern. „Offene Beine", die infolge von Krampfadern entstehen können, wurden ebenfalls erfolgreich mit diesen Bädern behandelt.

Der Pfarrer und Naturheilkundler Sebastian Kneipp (* 1821, † 1897), der zahlreiche Krankheiten mit Anwendungen von warmem und kaltem Wasser therapierte, empfahl gegen „kalte Füße", also bei Durchblutungsstörungen, „ansteigende Fußbäder" mit Mistelkraut. Ansteigend bedeutet in diesem Zusammenhang in der Temperatur ansteigend, also mit kaltem Wasser beginnend und langsam wärmer werdend. Schließlich galt Misteltee oder -aufguss als Mittel der Wahl gegen Bettnässen und „Wassersucht", also Ödeme.

Der Tee sollte auch ein Mittel sein, das den gesunden Schlaf förderte, das bei Einschlafschwierigkeiten und bei häufigem Aufwachen in der Nacht Abhilfe schaffen konnte.

Frauen wurde er bei Menstruationsbeschwerden verabreicht, beispielsweise bei langen, starken oder schmerzhaften Blutungen, bei Problemen in der Menopause und bei dauerhaftem Ausfluss.

Da der Mistel eine den Blutkreislauf anregende und normalisierende Wirkung zugesprochen wurde, sollte sie auch einen unregelmäßigen weiblichen Zyklus wieder normalisieren können.

Die Mistel und der Blutdruck

Etwa Anfang des 19. Jahrhunderts fand die Mistel als blutdrucksenkendes Mittel eine immer breitere Anwendung.

Der Blutdruck ist der Druck, den das Blut braucht, um in die kleins-

Die Mistel und ihre Heilwirkung bei verschiedenen Krankheiten

Krankheit	Mistelpräparat	Wirkung
Blutungen wie Nasenbluten, blutiger Hustenauswurf, Blutungen der Gebärmutter vor allem nach Entbindungen	Misteltee	blutstillend
Keuchhusten	Misteltee	reizstillend, lösend
Heuschnupfen	Mistelsud	lindernd
Frostbeulen	Bad mit Mistelkraut	lindernd
Krampfadern	Bad mit Mistelkraut	lindernd
„offene Beine"	Bad mit Mistelkraut	heilungsfördernd
Durchblutungsstörungen	Bad mit Mistelkraut	kreislaufanregend
Bettnässen	Misteltee	heilend
Ödeme	Misteltee	heilend
Menstruationsbeschwerden wie lange und starke, schmerzhafte, unregelmäßige Blutungen	Misteltee	normalisierend, krampflösend, schmerzlindernd
Probleme in der Menopause	Misteltee	lindernd
dauerhafter Ausfluss	Misteltee	heilend
Gelenkerkrankungen	Misteltee	schmerzlindernd, heilend
Neuralgie	Misteltinktur	schmerzstillend, heilend

ten Blutgefäße vorzudringen und alle Organe zu versorgen. Er wird seit Ende des 19. Jahrhunderts in zwei Werten gemessen, im oberen Spitzenwert (Systole) und im unteren Wert, dem Taldruck (Diastole). Die

Maßeinheit für den Blutdruck ist Milligramm Quecksilber (mm Hg). Bluthochdruck wird diagnostiziert, wenn der Blutdruck dauerhaft über 140 mm Hg bzw. 90 mm Hg liegt. Diese Werte sind von der Weltgesundheitsorganisation (WHO, Genf) festgelegt worden.

Der so genannte essenzielle Bluthochdruck, der in etwa 80 % der Fälle festgestellt wird, ist unbekannter Ursache. Zu den Risikofaktoren zählen falsche Ernährung (zu viel Fett, zu viel Salz, zu viel Alkohol), Rauchen, Stress und Veranlagung. Der symptomatische Bluthochdruck tritt dagegen als Symptom einer Erkrankung auf, meist einer Nierenkrankheit.

Je höher der Blutdruck des Menschen steigt, umso anstrengender wird es für sein Herz, das Blut in das Blutgefäßsystem zu pumpen. Dies kann zu Herzschwäche und schließlich zu Herzversagen führen.

Viele Patienten haben einen erhöhten Blutdruck und wissen es gar nicht. Regelmäßige Kontrollen beim Arzt sind daher empfehlenswert, um geeignete Gegenmaßnahmen zu ergreifen. Andere leiden im wahrsten Sinne des Wortes unter zu hohem Blutdruck. Damit gehen

Beschwerden wie Herzrasen, Kopfschmerzen, Schwindel, Druckgefühle, verminderte Leistungsfähigkeit, Depressionen, Nervosität und Reizbarkeit einher.

Kann die Mistel Bluthochdruck heilen?

Diese Frage wurde in der neueren Medizin kontrovers diskutiert, denn in der Naturmedizin wird Misteltee geradezu klassisch gegen Bluthochdruck verabreicht. Tatsächlich kam es in den meisten Fällen auch zu einer Verbesserung der Symptome von Bluthochdruckpatienten, das heißt, Schwindelgefühl, Kopfschmerzen und andere Begleiterscheinungen verschwanden. Nur: Der Blutdruck konnte mit dem Misteltee nicht in jedem Fall gesenkt werden!

Misteltee führte zur Senkung leichter bis mittelgradig erhöhter Blutdruckwerte, bei stark erhöhten Werten wirkte er nicht. Patienten, die die Begleiterscheinungen des dauerhaft erhöhten Blutdrucks mit Misteltee bekämpfen wollen, empfiehlt es sich, den Blutdruck regel-

Die blutdrucksenkende Wirkung von Misteltee konnte durch neuere Untersuchungen nicht erhärtet werden. Misteltee bekämpft aber wirkungsvoll die mit erhöhtem Blutdruck auftretenden Beschwerden.

mäßig kontrollieren zu lassen und, falls keine Senkung erzielt wird, zusätzlich andere Mittel anzuwenden.

Auf jeden Fall sollten Sie in engem Kontakt zu Ihrem Arzt oder Therapeuten bleiben und in Abstimmung mit ihm das Vorgehen festlegen.

Mit einer gesunden Ernährung, salz- und fettarm, mit dem Verzicht auf Alkohol und Nikotin, mit dem Vermeiden von Stress und Aufregung sowie mit regelmäßiger Bewegung wird eine Bluthochdrucktherapie unterstützt.

Von der Mistel zum Tee

Gegen zahlreiche Krankheiten wird in der Naturmedizin auch heute noch Misteltee verabreicht.

Der Tee wird aus den jungen Zweigen mit Blättern ohne Beeren hergestellt. Die Zweige werden entweder mit einer Stange vom Baum geschlagen oder man klettert auf den Wirtsbaum und schneidet sie ab. Sie werden zerkleinert und getrocknet.

Der Misteltee ist eigentlich keiner, denn er wird nicht aufgebrüht. Beim Erhitzen der Mistelblätter würden die Wirkstoffe negativ beeinflusst. So wird er als Kaltauszug zubereitet.

▶ Man nehme zwei bis vier Teelöffel Mistelblätter und übergieße sie mit einem viertel Liter kaltem Wasser.

▶ Den Aufguss lässt man zehn bis zwölf Stunden, am besten über Nacht, ziehen.

▶ Morgens wird der Aufguss abgeseiht, das heißt, die Blätter werden herausgefiltert.

▶ Die Flüssigkeit sollte morgens auf nüchternen Magen und abends getrunken werden, und zwar jeweils eine Tasse.

Vorsicht, bei Überdosierung des Misteltees sind Magen- und Darmstörungen zu erwarten.

Natürlich gibt es Misteltee auch als Beutel oder als Pflanzenpulver. Bevorzugt man dies, so sollte die Zubereitung nach der vom Hersteller angegebenen Anleitung erfolgen.

Die Mistel als Kreislaufmittel

Zur Stärkung des Blutkreislaufs wird nicht allein Misteltee verabreicht, sondern die Mistel mit anderen Kräutern gemischt. Gegen Herz-

Wer kalten Misteltee nicht so gerne trinkt, der kann die Flüssigkeit leicht erwärmen, aber auf gar keinen Fall kochen!

Kreislauf-Beschwerden, leicht erhöhten Blutdruck und nervöse Herzbeschwerden sowie zur Kräftigung des „Altersherzens" empfiehlt sich eine Mischung aus Mistelblättern, fein geschnitten, Melissenblättern und Weißdornblättern mit Blüten nach folgendem Rezept:

Man nehme zwei bis vier Teelöffel Mistelblätter, drei Teelöffel Melissentee und drei Teelöffel Weißdorntee aus Blüten und Blättern und übergieße sie mit einem viertel Liter kaltem Wasser. Den Aufguss lässt man zehn bis zwölf Stunden, am besten über Nacht, ziehen.

Morgens wird der Aufguss abgeseiht. Man trinkt jeweils eine Tasse morgens (auf nüchternen Magen) und abends.

Misteltee gegen Nervosität

Bei nervösen Reizzuständen verschafft eine Mischung aus Mistel- und Salbeitee Linderung.

Man nehme zwei bis vier Teelöffel Mistelblätter und zwei Teelöffel Salbeitee. Der Misteltee wird als kalter Aufguss zubereitet, das heißt, Sie übergießen die Blätter mit einem viertel Liter kaltem Wasser und las-

sen das Ganze über Nacht ziehen. Morgens gießen Sie den Salbeitee mit kochendem Wasser auf. Salbeitee und Misteltee werden abgeseiht und die Flüssigkeiten zusammengegossen. Dieser Tee sollte bei Auftreten der nervösen Beschwerden getrunken werden, ruhig auch zwei- bis dreimal am Tag.

Misteltee gegen Arteriosklerose

Die Arterienverkalkung wird am wirkungsvollsten im Anfangsstadium mit Misteltee bekämpft. Im fortgeschrittenen Krankheitsstadium empfiehlt sich die Einnahme von Misteltee lediglich therapiebegleitend.

Man nehme zwei bis vier Teelöffel Mistelblätter und ein bis zwei Teelöffel Schafgarbentee.

Der Misteltee wird als kalter Aufguss zubereitet, Sie übergießen also die Blätter mit einem viertel Liter kaltem Wasser und lassen das Ganze über Nacht ziehen.

Der Schafgarbentee wird mit kochendem Wasser übergossen und nach ein bis zwei Minuten abgeseiht. Den kalten Misteltee und den auf Trinkwärme abgekühlten

Der Misteltee gegen Arterienverkalkung sollte dreimal täglich getrunken werden, wenn Sie eine regelrechte Trinkkur über vier Wochen machen. Wenden Sie den Tee über einen längeren Zeitraum an, so reichen ein bis zwei Tassen pro Tag aus.

Schafgarbentee gießt man zusammen und trinkt.

Misteltee bei Menstruationsbeschwerden

Misteltee wirkt nicht nur gegen Beschwerden während der Menstruation, sondern auch gegen das prämenstruelle Syndrom. So werden die Beschwerden vor den Tagen genannt, die sich als Unterleibsschmerzen, Ziehen in der Brust, Nervosität und Reizbarkeit sowie Schlaflosigkeit oder Schlafstörung äußern können. Da diese Beschwerden etwa zwei Wochen vor der Regel einsetzen können – zu diesem Zeitpunkt findet in etwa der Eisprung statt – ‚sollten sie auch etwa ab diesem Zeitpunkt mit Misteltee behandelt werden.

Man nehme dazu zwei bis vier Teelöffel Mistelblätter, einen Teelöffel Frauenmanteltee und einen Teelöffel Schafgarbentee.

Der Misteltee wird als kalter Aufguss zubereitet, das heißt, Sie übergießen die Blätter mit einem viertel Liter kaltem Wasser und lassen das Ganze über Nacht ziehen.

Die beiden anderen Tees werden mit kochendem Wasser aufgebrüht. Die Mengen reichen jeweils für zwei Tassen.

Alle drei Tees werden abgeseiht. Die beiden heißen Tees lässt man abkühlen und gießt zum Schluss den Misteltee dazu. Das Getränk kann man über den Tag verteilt trinken.

Misteltee bei häufigen Blutungen

Eine Misteltherapie mit Tee ist nicht angezeigt, wenn Sie zweimal im Jahr Nasenbluten haben. Mit Misteltee behandelt werden kann häufiges Nasenbluten, blutiger Hustenauswurf infolge von Lungenbluten und häufige Gebärmutterblutungen. Folgendes Teerezept hat sich bewährt:

Man nehme zwei bis vier Teelöffel Mistelblätter und vier Teelöffel Zinnkraut.

Der Misteltee wird als kalter Aufguss zubereitet, das heißt, Sie übergießen die Blätter mit einem viertel Liter kaltem Wasser und lassen das Ganze über Nacht ziehen.

Das Zinnkraut setzen Sie ebenfalls zunächst kalt an und lassen es drei

Im Wesentlichen wird die Tinktur gegen Arteriosklerose, Beschwerden bei Bluthochdruck wie Schwindel, Kopfdruck und Ohrensausen sowie bei Reizbarkeit verabreicht. Gegen Neuralgien helfen die Tropfen auch äußerlich angewendet, also auf die schmerzenden Stellen gerieben.

bis fünf Stunden ziehen. Danach lassen Sie den Zinnkrautaufguss aufkochen und nochmals drei Minuten ziehen.

Seihen Sie nun beide Tees ab und gießen Sie sie zusammen. Die Flüssigkeit kann man in zwei bis drei Tassen über den Tag verteilt trinken.

Die Misteltinktur

Setzt man Mistelblätter mit Weingeist an und lässt das Ganze in einer Flasche ruhen, dann entsteht eine Misteltinktur, die zur inneren (oralen) Anwendung, aber auch zum Einreiben geeignet ist. Die Misteltinktur wird wie folgt hergestellt:

▶ Man nehme drei Teelöffel Mistelblätter und 100 Milliliter Weingeist (70 %).

▶ Das Mistelkraut wird in eine möglichst grüne oder braune Flasche gefüllt, die mindestens einen viertel Liter fassen sollte. Darüber wird der Weingeist gegossen.

▶ Die Flasche wird verschlossen und ruht in den folgenden zehn Tagen an einem mäßig warmen, lichtgeschützten Ort.

▶ Die Flüssigkeit wird abgefiltert und in eine Flasche mit Tropfen-

zähler gefüllt, die in der Apotheke erhältlich ist.

▶ Die Tagesdosis der Misteltinktur liegt bei zwei- bis dreimal täglich 20 bis 25 Tropfen.

Risiken und Nebenwirkungen

Die oben angeführten Tees sind weitestgehend ungefährlich. Bei Überdosierung kann es zu Magen-Darm-Störungen kommen, die aber wieder verschwinden, sobald der Tee für einige Zeit abgesetzt wird.

Eine direkte Kontraindikation besteht allerdings, die sich jedoch fast von selbst versteht: Während der Schwangerschaft sollten Medikamente nur nach Absprache mit dem Arzt innerlich angewendet werden, das heißt in irgendeiner Form zu sich genommen werden. Dies gilt auch für Mistelpräparate.

Zudem spricht eine der äußerst selten auftretenden Eiweißunverträglichkeiten gegen eine Therapie mit Misteltee oder -tinktur. Will man sichergehen, lässt man am besten einen Allergietest beim Arzt durchführen, mit dem er eine solche Unverträglichkeit zuverlässig feststellen kann. Auch können unerwünschte Reaktionen im Zusammenhang mit folgenden Medikamenten auftreten:

▶ fiebersenkende Mittel
▶ schmerzstillende Medikamente
▶ Rheumapräparate

Wenn Sie solche Mittle nehmen (müssen), sprechen Sie mit Ihrem Arzt darüber, ob sich für Sie die Mistel zur Behandlung anderer Beschwerden eignet. Obwohl die Tees in üblicher Dosierung in der Regel keine unerwünschten Effekte hervorrufen, empfiehlt es sich vor Beginn einer Behandlung mit einem Therapeuten oder Arzt zu sprechen und mit ihm die Art und Dauer der Misteltherapie abzuklären.

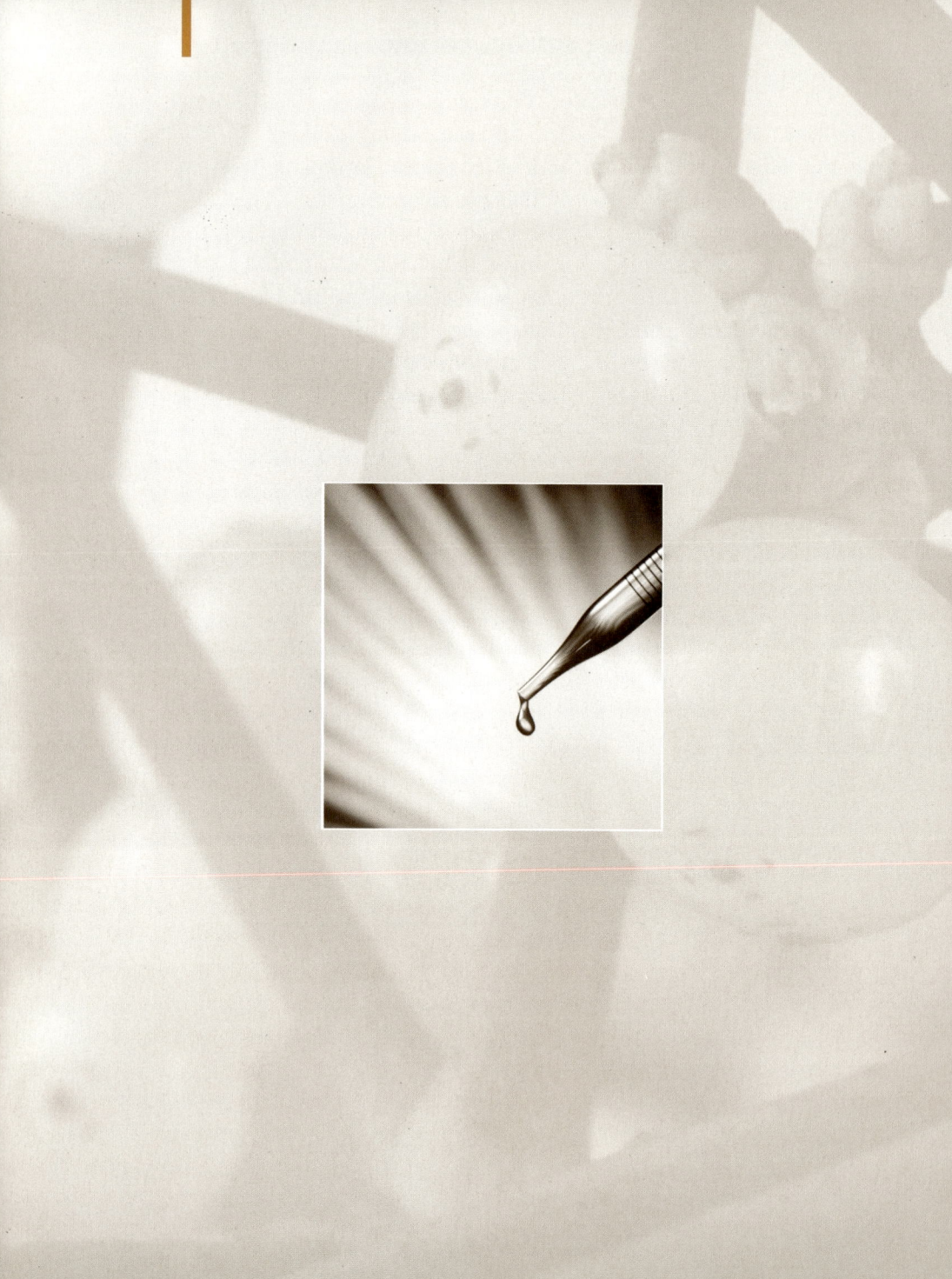

Die Mistel in der Krebstherapie

Statistiken sind meist nicht besonders aufregend, aufschlussreich sind sie jedoch allemal. Nach den 1998 veröffentlichten Zahlen des Bundesministeriums für Gesundheit starb in Deutschland im Jahr 1996 jeder Vierte an bösartigen Neubildungen, weniger amtlich ausgedrückt: an Krebs. Und obwohl somit Erkrankungen des Herz-Kreislauf-Systems bei den Todesursachen noch immer den ersten Rang einnehmen, ist die Angst der Menschen vor Krebs viel stärker ausgeprägt.

Diese bisweilen schon irrationale Furcht ist oft beschrieben worden; so hat etwa der Bremer Psychologe Norbert Krischke einige treffende Zitate gesammelt. Da ist von „schleichendem Zerfressenwerden" die Rede oder auch von einer „schockierenden Krankheit". Krebs gilt weitgehend als ein Synonym für Tod, ob nun zu Recht oder nicht, und es ist daher kaum verwunderlich, dass viele Patienten nach der Diagnose Krebs den Wunsch haben, mehr zu tun, als der Arzt bereits in die Wege geleitet hat. Oft zeigt sich sogar ein tief greifendes Misstrauen gegenüber der so genannten Schulmedizin, die man als reine Apparatemedizin einstuft und deren Vorgehensweisen man oft für unzureichend hält. Stattdessen (oder wenigstens darüber hinaus!) möchte man den ganzen Körper, das Immunsystem stärken. In diesem Zusammenhang kommt dann auch häufig der Wunsch nach einer Misteltherapie auf.

Was ist von der Misteltherapie zu halten? Welche Beziehungen gibt es denn tatsächlich zwischen der Krebserkrankung und dem Immunsystem, und welchen Stellenwert hat eine Misteltherapie? Wie wird sie durchgeführt, welche Varianten gibt es, und hat man mit Nebenwirkungen zu rechnen? Diesen Fragen wollen wir in diesem Kapitel nachgehen, da es hier, nicht zuletzt aufgrund einer oft ungenauen Berichterstattung in den Medien, erhebliche Unklarheiten gibt.

Krebs und Immunsystem: ein ungleicher Dialog

Unser Körper besitzt eine ganze Reihe von äußerst wirksamen Schutzmechanismen, die in der Regel ihre Aufgabe auch bestens erfüllen. Eine hervorragende Rolle kommt dabei sicher dem Immunsystem zu, einem über den ganzen Organismus verteilten Organsystem aus Zellen und Molekülen, das, würde man sie zusammennehmen können, vielleicht ein Kilogramm unseres gesamten Körpergewichts ausmacht.

Unsere Immunabwehr besteht nun aus zwei sehr unterschiedlichen Teilen, einer antigenunspezifischen und einer antigenspezifischen Komponente. Was ist darunter zu verstehen?

Wenn vom Immunsystem die Rede ist, denken die meisten wohl unwillkürlich an Impfungen und die Immunität gegen bestimmte Infektions- oder Kinderkrankheiten.

Dem liegt die Fähigkeit unseres Körpers zugrunde, zwischen „Selbst", also den eigenen Zellen und Molekülen, und „Fremd" zu unterscheiden. Fremd sind dabei beispielsweise Mikroorganismen wie Viren oder Bakterien, die als solche erkannt und, wenn möglich, vernichtet werden. Damit aber nicht genug: Das Immunsystem legt Gedächtniszellen an, die quasi eine Art Steckbrief der Erreger gespeichert haben und sehr schnell wieder aktiviert werden können, wenn der Körper mit demselben Eindringling wieder konfrontiert wird. Seine Abwehr ist dann antigenspezifisch, also gegen genau diesen und keinen anderen Erreger gerichtet, sehr genau und treffsicher, aber eben auch nur gegen diesen einen Angreifer wirksam!

Eine solche treffsichere Verteidigung aufzubauen, beansprucht jedoch Zeit und Energie. Der Körper benötigt daher zunächst noch ein weiteres Schutzsystem, das nicht so präzise ausgerichtet ist, sondern eher gegen eine große Zahl sehr unterschiedlicher Angreifer vorgehen kann. Dies ist das so genannte antigenunspezifische Immunsystem. Im Verlauf der Evolution ist es wesentlich früher entstanden; es ist sozusagen ein Überbleibsel aus unserer Stammesgeschichte. Wenn wir die Wirkmechanismen einer Misteltherapie besprechen, werden uns einige Komponenten dieses antigenunspezifischen Immunsystems noch näher vorgestellt werden.

Warum kommt es zu Krebserkrankungen?

Spätestens jetzt stellt sich die Frage, warum es trotz eines so wirkungsvollen Immunsystems Krebserkrankungen gibt. In bezug auf Infektionen und parasitäre Erkrankungen arbeitet unsere körpereigene Abwehr doch offenbar sehr effizient; nicht einmal ein Prozent der Todesfälle in unserem Land sind auf solche Ursachen zurückzuführen! Warum müssen dann etwa 25 Prozent der Bundesbürger an Krebs sterben? Ist unsere Immunabwehr etwa nicht in der Lage, eine Krebszelle ebenso wie einen Mikroorganismus als „Fremd" zu erkennen und zu vernichten? Das bereitet in der Tat große Probleme. Seit man

die Ursachen von Krebs wissenschaftlich erforscht, hat man sich immer wieder bemüht, Verschiedenheiten zwischen normalen und Krebszellen herauszuarbeiten, in der Hoffnung, einmal jenen maßgeblichen Unterschied zu entdecken, der alle Krebszellen – ganz gleich welchen Ursprungs – von allen gesunden Zellen differenziert. Dann, endlich, hätte man den Schlüssel zur endgültigen Bekämpfung dieser Krankheit gefunden.

Allerdings sind die bis heute gefundenen Unterschiede nicht so tumorspezifisch, wie wir es uns wünschen. So treten viele der so genannten Tumorantigene (oft auch nur als tumorassoziierte Antigene bezeichnet) auch in embryonalem Gewebe auf. Sie haben etwas mit der Reifung bestimmter Zellen zu tun, sie mögen auch eine bestimmte Spezifität für manche Tumoren haben, insgesamt reichen sie aber in ihrer biologischen Bedeutung nicht aus, um diagnostische oder therapeutische Verfahren wirklich entscheidend zu verbessern.

Man mag das bedauern, aber es ist der derzeitige Stand der Dinge – wir stehen hier erst ganz am Beginn der Forschung.

Bis heute konnte man nicht alle Verschiedenheiten zwischen normalen Zellen und Krebszellen herausfinden.

Was kann man von einer Aktivierung des Immunsystems gegen Krebszellen erwarten?

Nichts, wenn wir allein der Immunabwehr die Krebsbekämpfung überlassen wollen, andererseits aber doch sehr viel, wenn wir ihre Stärke richtig einschätzen und sie dort zum Einsatz kommen lassen, wo sie tatsächlich etwas zu leisten vermag. Hier genau liegt auch das Dilemma der Misteltherapie: Man hat sie häufig falsch eingesetzt, ihr mehr zugemutet, als sie tatsächlich vermag. Das ist so sinnvoll wie der Versuch, einen riesigen Felsen mit einem kleinen Geologenhämmerchen zu beseitigen – zunächst muss man ihn mit Sprengstoff erheblich verkleinern.

Einige notwendige Definitionen, oder: Was ist Komplementärmedizin?

Wir alle kennen den alten Streit zwischen der so genannten „Schul-"

und der „Alternativmedizin". Hier stehen sich zwei hoffnungslos verfeindete Lager gegenüber, so muss man den Eindruck gewinnen. Auf der einen Seite der kalte Universitätsmediziner, nicht am Menschen, sondern nur an der Erkrankung interessiert, mit sicherlich sehr vielen, aber doch nicht immer durchschlagenden Erfolgen, auf der anderen Seite der wohlmeinende, warmherzige, den Menschen als Ganzes wahrnehmende Therapeut, der mit praktisch nebenwirkungsfreien, dafür aber medizinisch-naturwissenschaftlich nicht begründbaren Verfahren dort eingreift, wo Ersterer versagt.

Mit Verlaub gesagt: Das ist kompletter Unsinn, und wir tun gut daran, derlei Schubladendenken möglichst schnell abzulegen. Sinnvoll für eine vernünftige Einordnung von Therapiemethoden ist es dagegen, nach deren Grundlagen zu fragen. Die heute allgemein anerkannten, so genannten konventionellen Methoden der Krebstherapie basieren zu einem nicht unerheblichen Teil auf Empirie, also Erfahrungswissen. In der Geschichte der Medizin wurden sehr häufig neue Behandlungsverfahren eingeführt, de-

Die Trennung zwischen „Schul-" und „Alternativmedizin" ist behinderndes Schubladendenken.

ren naturwissenschaftliche Grundlage zu jenem Zeitpunkt noch nicht bekannt war – man hatte einfach beobachtet, dass bestimmte Dinge wirken, und setzte sie daher routinemäßig ein.

Früher oder später bemühte man sich dann darum, den Wirkmechanismus zu entschlüsseln, und als letzter Schritt vor der allgemeinen Anerkennung musste die Überprüfung in klinischen Studien erfolgen.

Neben den konventionellen kennen wir heute auch eine ganze Reihe von komplementären Methoden. Auch sie werden meist aufgrund von Erfahrungswissen eingeführt, und auch sie besitzen eine rational nachvollziehbare, naturwissenschaftliche Grundlage. Allerdings steht der Prozess der klinischen Prüfung erst noch am Anfang. Das Dasein als eine komplementäre Therapiemethode ist somit notgedrungen vorübergehend. Verlaufen die klinischen Prüfungen erfolgreich, muss die Methode in die Reihe konventioneller Therapiemaßnahmen übernommen werden. Bleibt sie ungeprüft oder erfolglos, ist sie den unkonventionellen Methoden zuzuordnen. In eine letzte Gruppe sind die alternativen oder paramedizinischen Verfahren einzuordnen. Sie basieren weder auf Erfahrungswissen noch auf einer naturwissenschaftlichen Grundlage und sie sind auch nicht klinisch auf ihre Wirksamkeit geprüft, ja oft sogar überhaupt nicht prüfbar, da sie sich in starkem Gegensatz zur etablierten Medizin befinden. Sie werden dementsprechend auch nicht zur Ergänzung der konventionellen Methoden eingesetzt, sondern stattdessen – hier sei an bestimmte Geistheilungen oder andere Verfahren erinnert, denen zu Recht ein durchaus zweifelhafter Ruf anhängt.

Wo nun steht die Misteltherapie?

Sie ist eine der am häufigsten angewandten komplementären Therapiemethoden, mit einem umfangreichen Erfahrungsschatz an Hintergrundwissen, mit einer naturwissenschaftlich-medizinisch nachvollziehbaren Wirkung, aber noch nicht ausreichender klinischer Prüfung. In Anbetracht der inzwischen doch schon sich über mehrere Jahrzehnte hinweg erstreckenden Anwendung von Mistelextrakten in der Krebstherapie erscheint das zunächst erstaunlich. Wie wir gleich sehen werden, lässt sich das jedoch relativ einfach erklären.

Misteltherapie: Anthroposophie oder rationale Phytotherapie?

Im Arzneimittelgesetz (AMG) und im Sozialgesetzbuch V (SGB V) sind drei Sparten der Therapie mit einer gewissen Sonderstellung versehen worden: Die Homöopathie, die Anthroposophie und – aus welchen Gründen auch immer – die Phytotherapie wurden als so genannte besondere Therapierichtungen eingestuft.

Das Spezielle daran ist nun, dass bei diesen Therapierichtungen der „besonderen Wirkungsweise" ihrer Arzneimittel Rechnung getragen werden muss. Sie können in ihrer Qualität also nicht entsprechend den Kriterien der normalen Medizin objektiv überprüft werden, sondern vielmehr nur entsprechend ihrem eigenen Denkansatz; man spricht daher auch von einem Binnenkonsens. Dies trifft auf die Homöopa-

thie und die Anthroposophie zu, nicht jedoch für die Phytotherapie.

Die Homöopathie ist ein durch Samuel Hahnemann (* 1755, † 1843) begründetes medikamentöses Therapieprinzip, bei dem Krankheitserscheinungen durch in meist sehr niedriger Dosis eingesetzte Substanzen behandelt werden, die in hoher Konzentration ähnliche Symptome verursachen würden wie die Erkrankung selbst (Ähnlichkeitsprinzip). Die Homöopathie ist unter anderem deshalb sehr umstritten, weil sie oft Dosierungen von Wirkstoffen empfiehlt, die so niedrig sind, dass rein rechnerisch schon kein Wirkstoff mehr enthalten ist. Die Diskussionen um das Pro und Kontra zu dieser Therapierichtung sind in letzter Zeit wieder stark aufgeflammt, sind jedoch für unser Thema ohne Belang.

Ganz anders dagegen die Anthroposophie, denn sie ist sicherlich der Ursprung der Misteltherapie. Begründet wurde sie durch Rudolf Steiner (* 1861, † 1925), der einen Erkenntnisweg schaffen wollte, um naturwissenschaftlich-anthropologische mit geisteswissenschaftlich-anthroposophischen Erkenntnissen zu verbinden.

Das anthroposophische Menschenbild

Vor allem die Ärztin Ita Wegmann (* 1876, † 1943) hat sich um eine Übertragung von Steiners Gedanken in die Medizin bemüht.

Entscheidend dafür ist das so genannte anthroposophische Menschenbild. Es schreibt dem Menschen vier Wesensglieder zu, denen auch eine bestimmte Hierarchie zugeordnet ist:

▶ Der „physische Leib" als sichtbareGestalt ist den Gesetzen der Naturwissenschaften unterworfen.
▶ Er wiederum ist umgeben von „Ätherleib", dem Träger der Lebenskraft.
▶ Dazu kommt der „Astralleib" als dem Seinsbereich des Bewusstseins.
▶ Und schließlich ist da der – im Organismenreich auf den Menschen beschränkte – „Ich-Leib" für die bewussten Denkvorgänge und die geistige Individualität.

Steiner, Krebs und die Mistel

Zu Krebserkrankungen, so Steiner, komme es, wenn der Ätherleib den geordneten Zusammenhang mit den übergeordneten Bereichen Astralleib und Ich-Leib verliere. Das Vorherrschen des Ätherleibes führt dann zu einem unkontrollierten, überschießenden Wachstum, eine Regulation und Differenzierung durch die höheren Bereiche findet nicht mehr statt.

Für Steiner war die Mistel ein Krebsheilmittel, deren Wirkung sich jedoch nicht unabhängig von anthroposophischem Gedankengut verstehen und einsetzen ließ. Sie musste in einem geistigen Zusammenhang mit der Krebserkrankung stehen, um sie heilen zu können. Und so, wie sich eine bösartige Geschwulst der räumlichen und zeitlichen Ordnung des Gesamtorganismus entzieht, so entzieht sich auch die Mistel der pflanzlichen Raumordnung zwischen Erde und Kosmos und der zeitlichen Ordnung. Damit ist gemeint, dass die Mistel in ihrem Vegetationszyklus gegenüber anderen Pflanzen unserer Breiten verschoben ist: Die Blüten öffnen sich bereits im Februar bis April, also noch im Winter, die Früchte sind erst im folgenden Dezember ausgereift, also nach praktisch allen anderen Pflanzen. Diese

Ursprung der Misteltherapie ist die Anthroposophie.

Eigenständigkeit der Mistel hat natürlich biologische Gründe. Sie schafft sich damit eine eigene ökologische Nische, denn im Winter, wenn andere Früchte Mangelware sind, greifen Vögel wie etwa Wacholderdrossel oder Mönchsgrasmücke sehr gerne auf das Angebot der Mistel zurück; die Pflanze stellt so ihre Verbreitung sicher.

Für Steiner jedoch emanzipierte sich die Mistel damit morphologisch, also in ihrer Gestalt (gemeint ist ihr kugelig-buschiges Wachstum), und zeitlich, chronobiologisch, in eine eigene Zeitordnung. Die Mistel sei eine „verunglückte" Pflanze, ein „missratener" Baum.

An dieser Stelle ist eine klärende Bemerkung angebracht. Für jemanden, der sich nicht mit dem Gedankengut der Anthroposophie auseinander gesetzt hat, sind diese Ausführungen sicher schwer nachvollziehbar, einer naturwissenschaftlichen Überprüfung sind sie ganz sicher nicht zugänglich. Jemand, der diese Denkrichtung vertritt, wird sie dagegen sicherlich für extrem verkürzt, möglicherweise auch falsch halten. Dieses Dilemma kann und soll hier nicht aufgelöst werden. Dies ist auch nicht der Platz,

um die Anthroposophie zu erklären oder gar zu werten. Für unsere Betrachtungen ist hier nur wichtig, dass aufgrund dieser Überlegungen 1920 die Mistel in die Krebstherapie eingeführt wurde, unter anthroposophischen Gesichtspunkten.

Über viele Jahrzehnte hinweg wurde die Behandlung mit Mistelextrakten im Rahmen der anthroposophischen Medizin durchgeführt, die sich in weiten Bereichen deutlich von der Schulmedizin unterscheidet.

Dies macht klar, warum eine klinische Wirksamkeitsprüfung erst in dem Moment beginnen konnte, in dem die Mistel in die rationale Phytotherapie eingeführt wurde, nämlich zu Beginn der neunziger Jahre.

Damit ist aber auch verständlich, warum sich die klinische Prüfung trotz des jahrzehntelangen Einsatzes von Mistelpräparaten erst am Anfang befindet.

Was ist Phytotherapie?

Damit bleibt als dritte der besonderen Therapierichtungen noch die Phytotherapie einzuführen. Darun-

Erst zu Beginn der 90er Jahre wurde die Mistel in der Phytotherapie eingeführt.

ter versteht man die Behandlung von Krankheiten und Befindensstörungen mithilfe von Pflanzen, Pflanzenteilen oder bestimmten Zubereitungen aus Pflanzen. Man spricht zusammengenommen auch von Phytopharmaka, also Arzneimitteln auf pflanzlicher Basis.

Mancher Leser wird jetzt vielleicht ungläubig den Kopf schütteln, denn warum sollte man diese Art der Behandlung als eine besondere Therapierichtung einordnen? Jeder weiß doch schließlich, dass Phytopharmaka die ältesten Arzneimittel überhaupt sind, dass die überwiegende Mehrzahl unserer heutigen Wirksubstanzen entweder aus Pflanzen isoliert oder aus natürlichen Stoffen durch chemisch-synthetische Abwandlung erhalten wurde! Ein klassisches Beispiel ist sicher das altbekannte Aspirin. Weidenrinden-Extrakte wurden in der Volksmedizin schon über viele Jahrhunderte hinweg eingesetzt, um Schmerzen zu bekämpfen. Schließlich isolierte man einen entscheidenden Wirkstoff, die Salicylsäure, lernte dann, ihn chemisch herzustellen und zu verändern, und im Jahre 1897 begann schließlich der Siegeszug des Aspirins.

Es sollte aber noch etwa siebzig Jahre dauern, bis man zu begreifen begann, wie dieser Stoff denn eigentlich wirkt: Erst 1971 fand der englische Pharmakologe John R. Vane heraus, dass Aspirin die Synthese bestimmter Signalstoffe im Körper, der Prostaglandine, hemmt und deswegen den Schmerz lindert, Fieber senkt und Entzündungen hemmt. Und heute beginnen wir zu ahnen, dass es noch eine ganze Reihe weiterer Wirkmechanismen gibt, die erst noch vollständig aufzuklären sind.

Der Weg der Pharmazie ging also von einem Extrakt, der eine Vielzahl an Inhaltsstoffen umfasst, hin zur Isolierung einer einzelnen, besonders wirkungsvollen Substanz. Diese wurde dann aus Gründen der Wirtschaftlichkeit chemisch synthetisiert; im Falle des Aspirins war das nicht zuletzt deswegen möglich, weil es sich um eine sehr einfach aufgebaute Substanz handelt.

Für unsere Beschäftigung mit der Mistel führt uns das an zwei Punkten weiter. Zunächst ist die Einordnung der Phytotherapie unter die besonderen Therapierichtungen nicht zuletzt darauf zurückzuführen, dass Pflanzenextrakte im

Phytopharmaka sind die ältesten Arzneimittel.

Phytopharmaka haben in der Regel wenig Nebenwirkungen, sind allerdings keineswegs frei von ihnen.

Gegensatz zu vielen der heute gängigen Arzneimittel Vielstoffgemische sind und nicht einzelne, klar definierte Verbindungen oder Monosubstanzen. Das macht es schwieriger, ihre Qualität und ihre Wirkung sauber und präzise zu vergleichen.

Im Allgemeinen haben Phytopharmaka ein breiteres therapeutisches Wirkprofil, sind also bei mehr Erkrankungen anwendbar, und ein geringeres Spektrum an Nebenwirkungen. Das ist – gerade auch im Zusammenhang mit der Mistel – oft der Anlass gewesen, von einer „sanfteren" Therapie zu sprechen. Dergleichen muss jedoch als Wunschvorstellung abgetan werden, denn wie wir noch sehen werden, haben auch Phytopharmaka, darunter Mistelextrakte, Nebenwirkungen und können unter Umständen sogar völlig unverträglich sein.

Die Ähnlichkeiten zwischen der Misteltherapie und dem Weidenrinden-Extrakt gehen übrigens sehr weit. In beiden Fällen wurden entsprechende Präparate schon jahrzehntelang angewandt, ehe man auch nur in Ansätzen zu verstehen begann, welches Wirkprinzip den beobachteten Erfolgen zugrunde liegt, und inzwischen gibt es Ansätze, auch bei der Mistel das Schwergewicht auf bestimmte Wirksubstanzen zu legen.

Zum Wirkmechanismus: Was ist gesichert?

Die geschilderten Probleme mit Phytopharmaka lassen sich dadurch zumindest begrenzen, dass man auf eine Wirksubstanz normiert. Was ist damit gemeint? Die Wirkung, die man mit einem pflanzlichen Arzneimittel erzielt, kann meist auf eine besonders wirksame chemische Verbindung zurückgeführt werden oder unter Umständen auch auf einige wenige. Im Falle der Weidenrinde ist dies die Salicylsäure, bei der Mistel handelt es sich um die Mistellektine, vor allem das Mistellektin 1 (ML-1).

Hier muss nun sofort einem möglichen Missverständnis vorgebeugt werden. Phytopharmaka sind, wie bereits dargelegt, Vielstoffgemische. Man versetzt getrocknetes oder auch frisches Pflanzenmaterial beispielsweise mit Wasser oder Alkohol, und die im pflanzlichen Material enthaltenen Stoffe, die in diesen Mitteln löslich sind, werden aus dem Material herausgelöst; ein (wässriger oder alkoholischer) Extrakt wurde hergestellt. Die Wirkung, die man nach der Einnahme eines solchen Extrakts beobachtet, ist letzten Endes auf diese Substanzen zurückzuführen und es ist die Aufgabe des Pharmakologen, präzise herauszufinden, welche der Substanzen die jeweils wirksame ist (oder die wirksamen sind, falls die Wirkung auf mehrere zurückzuführen ist).

Gehen wir jetzt der Einfachheit halber davon aus, dass in unserem Extrakt sich eine einzige chemische Verbindung als (zumindest besonders) wirksam erwiesen hat. Von diesem Moment an wird man bestrebt sein, den Extrakt, also unser Phytopharmakon, in Zukunft so herzustellen, dass der Gehalt an diesem wirksamen Stoff möglichst konstant bleibt. Damit ist dann gewährleistet, dass auch die zu erwartende Wirkung des Arzneimittels immer in etwa gleich ist.

Bei der Mistel hat sich im Zusammenhang mit der Krebstherapie das Interesse ganz auf das erwähnte Mistellektin 1 (ML-1) konzentriert.

Lektine sind eine Gruppe von Proteinen, also Eiweißverbindungen, die man bei nahezu allen Lebewesen findet, bei Mikroorganismen wie Bakterien ebenso wie bei Pflanzen, Tieren und dementsprechend auch beim Menschen. Sie sind in der Lage, ganz spezifisch bestimmte Zuckerreste zu erkennen und zu binden, wie sie beispielsweise auf den Oberflächen von Zellen vorkommen. Man vermutet daher, dass diese Proteine an der gegenseitigen Erkennung von Zellen beteiligt sein könnten.

Über die Mistellektine weiß man inzwischen recht gut Bescheid. Derzeit kennt man drei dieser Proteine, die man mit ML-1, ML-2 und ML-3 abkürzt. Ende der achtziger Jahre, also nach bereits mehr als sechzig Jahren der – anthroposophisch ausgerichteten – Misteltherapie, erschienen eine Reihe von wissenschaftlichen Arbeiten, die zeigten, dass einige der wichtigsten Wirkungen einer Mistelgabe auf das ML-1 zurückzuführen sind. Die drei wichtigsten Effekte, die man mit der Anwendung von Mistelextrakten zu erzielen vermag, sind

▶ die Stimulation des Immunsystems

▶ Verbesserung der Lebensqualität
▶ Auslösung des programmierten Zelltodes.

Die Stimulation des Immunsystems

Schon seit geraumer Zeit ist bekannt, dass unser Immunsystem in seiner Aktivität deutlichen Schwankungen unterliegt. So weiß man beispielsweise, dass chronischer Stress die Zahl an bestimmten Immunzellen verringert, vor allem der CD8-positiven oder zytotoxischen T-Zellen. Da diese Zellen im Rahmen der Erregerabwehr eine ganz wichtige Rolle haben, ist es nicht besonders erstaunlich, dass ihr Mangel den Körper für Infektionskrankheiten anfälliger macht; es gibt also durchaus eine wissenschaftliche Erklärung für die häufig gemachte Beobachtung, dass man aufgrund von überhöhtem Stress leichter an bestimmten Krankheiten wie etwa Erkältungen erkrankt.

Auch durch Tumorerkrankungen kann das Immunsystem in seiner Aktivität deutlich herabgesetzt sein; man spricht von einer Immunsuppression. Bedenklich ist nun, dass die normale Therapie diese Immun-

suppression notgedrungen sogar noch verstärkt. Sowohl die Narkose wie auch ein chirurgischer Eingriff selbst vermindern die Zahl an CD4-positiven oder Helfer-T-Zellen. Viele Medikamente, wie sie im Verlauf einer Chemotherapie zum Einsatz kommen, bewirken ebenfalls eine Hemmung der Immunantwort. Und bei einer Strahlentherapie haben wir den gleichen Effekt; die Wirkung einer Bestrahlung liegt ja gerade darin, dass sie Zellen abtötet. Diese Tatsachen sind dem Arzt natürlich bewusst und er wird bestrebt sein, diese unangenehmen Begleiterscheinungen so weit als irgend möglich zu mildern, sei es durch die geeignete Wahl der Medikamente oder eine möglichst gezielte Bestrahlung, um weitgehend nur bösartige Zellen abzutöten und gesunde zu schonen. Aber wie viel Mühe er sich geben mag, ganz vermeiden lässt sich die Immunsuppression nicht.

Wenn aber sowohl die Krebserkrankung selbst wie auch die notwendige Therapie (operative Entfernung des Tumors, Chemo- und/oder Strahlentherapie) eine Immunsuppression bewirken, dann muss man bemüht sein, dem Im-

Wenn das Immunsystem in seiner Aktivität herabgesetzt ist, spricht man von einer Immunsuppression.

munsystem wieder aufzuhelfen. Zu diesem Zweck stehen dem Arzt einige Substanzen zur Verfügung, die man als Immunmodulatoren oder BRM-Substanzen bezeichnet (nach dem englischen Ausdruck „biological response modifiers").

Hinter diesem Gattungsbegriff Immunmodulatoren verbergen sich eine ganze Reihe zum Teil sehr unterschiedlicher Substanzen. Auch Mistelextrakte wirken immunaktivierend, das heißt aber, dass sie einer Definition zufolge „die Antwort eines Wirts (in diesem Fall des Patienten) innerhalb eines Tumorgeschehens mit therapeutischem Erfolg erhöhen" müssen; dies kann dadurch geschehen, dass sie die Zahl oder die Aktivität spezifischer Zellen des Immunsystems steigern oder die verstärkte Produktion von entsprechenden Botenstoffen des Immunsystems anregen, die selbst wieder eine vermehrte Neubildung von Immunzellen auslösen.

Das klingt nicht nur kompliziert, das ist es in der Tat auch. Zu Beginn dieses Kapitels hatten wir in großen Zügen über die Frage diskutiert, ob und inwieweit das Immunsystem die Entstehung von Krebs beeinflussen kann, und wir hatten festgestellt, dass nach dem derzeitigen Wissensstand Krebszellen sich nicht so definitiv von normalen Körperzellen unterscheiden, dass man ähnlich wie bei einer Impfung eine spezifische Immunantwort gegen sie hervorrufen kann. Dennoch macht es aus mehreren Gründen Sinn, eine Immunmodulation zu versuchen. Zum einen ist ein Patient mit supprimiertem Immunsystem wesentlicher anfälliger für opportunistische Erreger, also Mikroorganismen, die normalerweise vom Immunsystem problemlos in Schach·gehalten werden, jetzt aber, da die Kontrollinstanz ausgefallen ist, zu einem echten Problem werden können. Vor allem besitzt das Immunsystem eine ganze Reihe von Zellen, die in der Lage sind, Krebszellen aufzuspüren und zu vernichten. Dazu gehören T-Zellen und die natürlichen Killer-(NK-)Zellen. Gerade solche Zellen können durch ML-1 stimuliert werden.

Mistelextrakte wirken immunaktivierend.

Tumorabwehr im Immunsystem

Um Auskunft über den Zustand des Immunsystems zu erhalten, führt man eine Reihe von Untersuchun-

Anthroposo-
phische Mis-
telpräparate
(z. B. Abno-
baviscum®,
Helixor®,
Iscador®,
Vysorel®):
• Anwendung
gemäß der
anthroposo-
phischen The-
rapierichtung
• Zusammen-
setzung kann
schwanken
• evtl. Zusatz
von Metallen
• evtl. ver-
schiedene
Wirtsbäume

gen durch. Für eine der grundlegendsten benötigt man nicht viel mehr als ein Mikroskop und eine so genannte Zählkammer. Das ist ein besonderer Objektträger, der eine definierte Menge Blut aufzunehmen vermag und darüber hinaus ein äußerst feines Gitternetz aufweist. So wird es möglich, die Zahl an Blutzellen in einem kleinen Blutvolumen zu bestimmen und Abweichungen von den Normwerten festzustellen.

In einem Mikroliter (einem Millionstel Liter) Blut findet man im Normalfall

▶ 4,5–5,5 Millionen Erythrozyten, also rote Blutkörperchen, die dem Sauerstofftransport dienen,

▶ 150 000–350 000 Thrombozyten oder Blutplättchen, die für die Blutgerinnung wichtig sind, und schließlich nur

▶ 4000–8000 Leukozyten, also weiße Blutkörperchen, die zusammen mit den lymphatischen Organen (z. B. Thymus, Milz, Lymphknoten, Mandeln) das Immunsystem bilden.

Für unsere Diskussion der Misteltherapie sind nur die Leukozyten von Interesse. Liegt beispielsweise eine Entzündung vor, kann ihre

Zahl unter Umständen weit über 10 000 erhöht sein und man spricht von einer Leukozytose. Im Falle einer Krebserkrankung kommt es jedoch häufig zu einer Leukopenie, das heißt, ihre Zahl ist kleiner als 2000. Betrachtet man diese Leukozyten jedoch etwas genauer im Mikroskop, zeigt sich sehr schnell, dass sie in ihrer Gestalt deutlich verschieden sind. Damit liegt der Schluss nahe, dass sie auch unterschiedliche Funktionen im Immunsystem besitzen. Heute wissen wir, dass dies tatsächlich so ist, wir müssen also diese Gruppen von Blutzellen weiter aufschlüsseln. Damit ergibt sich folgendes Bild:

▶ ca. 60–70 % sind Granulozyten, die man oft noch weiter unterteilt, und deren Hauptaufgabe in der Bekämpfung von Krankheitserregern liegt,

▶ ca. 4–5 % sind Monozyten, die sich zu Makrophagen entwickeln können; sie können sowohl eingedrungene Erreger wie auch Tumorzellen abtöten, und

▶ ca. 20–30 % sind Lymphozyten, die zu den Zellen des spezifischen Immunsystems gehören.

Diese Prozentangaben mögen etwas unpräzise erscheinen, sind aber im Wesentlichen darin begründet, dass diese Einteilung noch zu stark vereinfacht ist. Heute untergliedert man die Lymphozyten noch weiter in drei Untergruppen:

▶ die natürlichen Killerzellen oder NK-Zellen, die im wesentlichen gegen virusinfizierte und Tumorzellen vorgehen,

▶ die B-Lymphozyten, die zu Antikörper bildenden Plasmazellen werden können, und

▶ die T-Lymphozyten, die nicht nur virusinfizierte und Tumorzellen abtöten (zellvermittelte Immunabwehr), sondern im Immunsystem auch wichtige Steuerungsaufgaben übernehmen.

Wenn wir also wissen wollen, ob eine Misteltherapie die immunologische Tumorabwehr beeinflusst, werden wir vor allem nachsehen müssen, ob sich die Menge, aber auch die Aktivität von Monozyten/Makrophagen, natürlichen Killerzellen und bestimmten T-Lymphozyten verändert. Dazu wissen wir inzwischen sehr viel und es muss an dieser Stelle noch einmal betont werden, wie wichtig dabei der Einsatz eines Mistelpräparats mit einer konstanten Menge an Wirksubstanz ist, also vorwiegend

ML-1. Nur so war es möglich, intensive klinische Untersuchungen vorzunehmen und statistisch auszuwerten. Seit im Jahr 1990 mit dem Eurixor® das erste lektinstandardisierte Mistelpräparat auf den Markt kam, konnte eine Vielzahl an Ergebnissen vor allem an Patientinnen mit Brustkrebs (Mammakarzinom) gewonnen werden, aber auch an Patienten mit anderen Krebserkrankungen.

Dabei zeigte sich, dass sowohl im Tierversuch wie auch bei Krebspatienten die Zahl an immunkompetenten Zellen unter einer lektinstandardisierten Misteltherapie deutlich anstieg. Dies gilt sowohl für die Gesamtlymphozyten als auch besonders für T-Lymphozyten, hier vorwiegend für die T-Helfer-Zellen, und für die natürlichen Killerzellen. Aber auch die Monozyten im Blutkreislauf wurden mehr, ebenso wie die aus ihnen schließlich hervorgehenden verschiedenen Makrophagen.

Dass hier dem ML-1 eine wichtige Funktion zukommt, ließ sich aus weiteren Ergebnissen ableiten. Mit gewissen molekularbiologischen Tricks kann man nämlich dieses Protein aus einem wässrigen

Lektinstandardisierte Mistelpräparate (z. B. Eurixor®, Lektinol®):
• Anwendung gemäß Dosis-Wirkungs-Beziehung
• konstanter Wirkstoffgehalt
• keine Zusätze zum pflanzlichen Extrakt
• stets gleicher Wirtsbaum (Pappel)

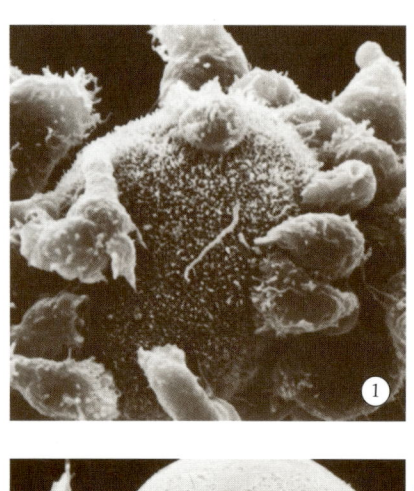
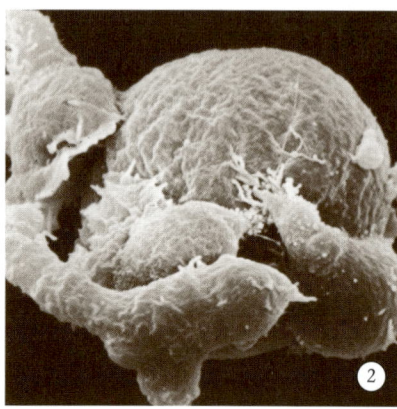
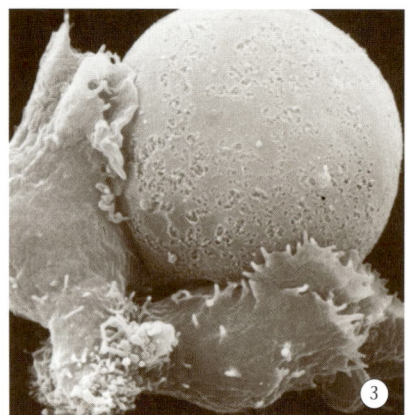
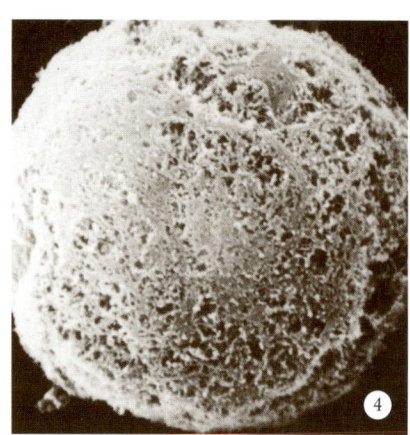

Gesamtextrakt entfernen, um dann festzustellen, dass mit dem an ML-1 verarmten Extrakt keine nennenswerten Wirkungen mehr erzielt werden. Andererseits kann man das ML-1 in mehr oder weniger gereinigter Form einsetzen; so wird es möglich, ML-1 in einer bestimmten Menge mit einem Mistelextrakt zu vergleichen, der die gleiche Menge an ML-1 aufweist. Hier wird man dann praktisch identische Wirkungen beobachten.

Eine letzte wichtige Untersuchung besteht dann darin, eine Dosis-Wirkungs-Beziehung aufzustellen; man wird also bestimmen, wie sich die Immunstimulation in

Abhängigkeit von der Menge an eingesetztem ML-1 verändert. Dabei kann man eine interessante Feststellung treffen: Es existiert eine Art Dosisfenster, innerhalb dessen eine optimale Immunmodulation mit ML-1 stattfindet, nämlich bei einer Dosierung von etwa 0,5 bis 1 Nanogramm Mistellektin 1 pro Kilogramm Körpergewicht des Patienten. Bei deutlich höheren Mengen kommt es sogar wieder zu einer Immunsuppression.

Kommunikation im Immunsystem

Nun wird sich ein Arzt nicht damit begnügen, eine Steigerung der Zellzahlen zu registrieren, sondern er wird auch danach fragen, ob diese Zellen denn tatsächlich aktiv sind, ob sie ihre biologische Funktion erfüllen. Um diese Frage beantworten zu können, genügt unsere Zählkammer unter dem Mikroskop nicht mehr. Mit den Methoden der modernen Molekularbiologie jedoch sind wir in der Lage, die Oberflächen dieser Zellen zu erforschen. Wenn nun eine Körperzelle, in unserem Fall beispielsweise ein Lymphozyt, eine bestimmte Aufgabe erfüllen muss, so benötigt sie dafür entsprechende Werkzeuge. In der überwiegenden Mehrzahl der Fälle handelt es sich dabei um Proteine, die auf der Zelloberfläche erscheinen und dort dann auch nachgewiesen werden können.

Betrachten wir ein praktisches, für die Misteltherapie relevantes Beispiel. Um sich in ihren Aufgaben aufeinander abzustimmen und um sich gegenseitig Informationen zukommen zu lassen, bilden Immunzellen Signalstoffe, meistens Proteine, die sie in den Körper abgeben. Damit andere Zellen diese Signale verstehen, andererseits aber auch von der Vielzahl weiterer im Körper freigesetzter Botenstoffe, die sie eigentlich „gar nichts angehen", nicht verwirrt werden, haben sie Rezeptoren ausgebildet.

Diese Rezeptoren kann man sich wie Schlösser vorstellen, die nur auf das passende Signalprotein, also den richtigen Schlüssel, reagieren. Der Rezeptor bindet den Signalstoff, die Zelle „versteht" diese Botschaft und reagiert dann entsprechend.

Einer von vielen dieser Signalstoffe ist beispielsweise das Interleukin 2 (IL-2), das früher etwas anschaulicher als T-Zellwachstumsfaktor be-

3. Inzwischen sind schon ausgeprägte Membrandefekte zu erkennen, die von den NK-Zellen verursacht werden. Es kommt zum unkontrollierten Ausstrom von Zellbestandteilen und letzten Endes zur Zerstörung der Tumorzelle.
4. Im letzten Stadium ist die Tumorzelle schon vollständig abgetötet; die Form der Zelle wird nur noch durch das Zellskelett aufrechterhalten.

zeichnet wurde. Es handelt sich dabei um eine wichtige Substanz, die in der Lage ist, T-Zellen zur Vermehrung anzuregen, vorausgesetzt, die Zellen, die auf diesen Stoff mit Wachstum und Vermehrung reagieren sollen, können das IL-2 überhaupt wahrnehmen. Dazu muss der entsprechende Rezeptor, also der Interleukin-2-Rezeptor (IL-2R), auf der Zelloberfläche vorhanden sein. Er gilt daher auch als ein Aktivitätsmarker für T-Zellen.

Dieser Interleukin-2-Rezeptor, nach einer anderen Nomenklatur meist mit CD-25 abgekürzt, lässt sich also nachweisen und wir können nun – ähnlich wie schon mit den erwähnten Immunzellen – überprüfen, ob er nach der Anwendung eines lektinstandardisierten Mistelpräparats vermehrt gebildet wird.

Das ist in der Tat der Fall; in einer Studie mit Mammakarzinom-Patientinnen etwa zeigte sich bei optimal immunstimulierenden Dosierungen von ML-1 eine Verdopplung jener Lymphozyten, die diesen Aktivitätsmarker aufwiesen!

Das waren nur einige wenige Beispiele, die zeigen, dass man mithilfe einer lektinstandardisierten Mistel-

therapie einiges für das Immunsystem eines Krebspatienten tun kann. Wenn wir die in vielen wissenschaftlichen und klinischen Untersuchungen erzielten Ergebnisse kurz zusammenfassen wollen, so ergibt sich folgendes Bild:

▶ Die Standardisierung wässriger Mistelextrakte auf eine zumindest sehr wichtige Wirksubstanz, das Mistellektin 1, hat die Bedeutung dieses Proteins für die Immunmodulation deutlich gemacht und z. B. die Aufnahme einer Dosis-Wirkungs-Beziehung ermöglicht.

▶ Sowohl in Reagenzglasversuchen mit einzelnen Zellen, in Tierversuchen als auch in klinischen Untersuchungen an Krebspatienten zeigen sich stets dieselben Wirkungen; sie sind also reproduzierbar.

▶ Seit 1990 mit dem Präparat Eurixor® das erste auf den Gehalt an ML-1 standardisierte Mistelpräparat auf den Markt kam, konnten eine Reihe klinischer Untersuchungen an Patienten mit verschiedenen Tumorarten durchgeführt werden (z. B. Brustkrebs, kolorektale Karzinome, Hirntumoren), die sowohl die Aktivierung des Immunsystems wie auch eine Verbesserung der Lebensqualität klar belegen.

Die Verbesserung der Lebensqualität

Im letzten Absatz wurde bereits eine Wirkung der Misteltherapie vorweggenommen, die es noch zu belegen gilt. Seit Mistelextrakte in der Behandlung von Krebs angewandt werden, hat man immer wieder eine Beobachtung gemacht, die selbst von den größten Skeptikern nicht bestritten wurde: Patienten unter einer Misteltherapie fühlten sich deutlich besser als jene ohne eine solche, mit ansonsten aber identischer Behandlung. Die Misteltherapie schien also die Lebensqualität zu verbessern, wenn auch nicht klar war, auf welche Weise das geschehen könnte.

Um der Ursache auf den Grund zu gehen, waren wieder klinische Studien mit einem lektinstandardisierten Präparat (Eurixor®) notwendig. Dabei zeigte es sich, dass das Mistellektin 1 in ein komplexes Netzwerk im menschlichen Körper eingreift, dessen ganzen Umfang die Wissenschaft eben erst zu erahnen beginnt. Wir wissen heute, dass drei wichtige Organsysteme miteinander eng verzahnt sind, die man bisher für völlig eigenständig gehalten hatte: das Nerven-, das Hormon- und das Immunsystem. Folgerichtig beginnt sich derzeit eine neue Wissenschaftsdisziplin zu entwickeln, die man mit einem erschreckenden Wortungetüm als Psychoneuroimmunologie bezeichnet. Was verbirgt sich dahinter?

Die altbekannte Erfahrungstatsache, dass Stress anfälliger für Erkrankungen macht, hatten wir schon angesprochen. Sie ist über lange Zeit hinweg als absurd oder bestenfalls zufällig abgetan worden, in Wirklichkeit aber liegt ihr ein einleuchtendes Prinzip zugrunde. Wenn wir mit dem Nervensystem, letztlich also unseren Sinnen, eine Gefahr wahrnehmen, wenn unsere Immunzellen während ihrer Reise durch unseren Körper auf eingedrungene Mikroorganismen treffen, wenn Stress unser Hormonsystem aufputscht, dann werden in allen drei Fällen physiologische Reaktionen in unserem Organismus ausgelöst, die sich bis zu einem gewissen Grad ähneln.

Eine Art Alarmzustand wird ausgelöst, Bedrohungen mobilisieren unsere Abwehr. Nun liegt es eigentlich auf der Hand, dass die Informationen über diese Bedrohungen, wie

Klinische Untersuchungen belegten, dass das Mistelpräparat Eurixor® das Immunsystem aktiviert und die Lebensqualität verbessert.

auch immer sie letztlich aussehen mögen, allen wichtigen Organsystemen zugänglich sein muss. Inzwischen wissen wir, dass dies wirklich der Fall ist: Signalstoffe beispielsweise aus dem Nervensystem können auch vom Immunsystem verstanden werden und umgekehrt.

Mancher mag jetzt einwenden, das sei doch eigentlich einleuchtend, so einleuchtend, dass man es schon lange hätte wissen können. Die Medizingeschichte ging jedoch einen anderen Weg. An ihrem Anfang standen die Anatomen der Renaissance, die es erstmals wagten, den Körper zu zergliedern, und in ihrem Bemühen, die Funktion einzelner Organe zu verstehen, musste man diese zunächst getrennt vom Rest untersuchen. Manche dieser Organe waren in ihrer Bedeutung sehr schnell durchschaut, etwa das Herz oder die Lungen, doch wozu dienten der Thymus, die Milz, welche Aufgabe hatten jene unscheinbaren kleinen Drüsen wie die Hirnanhangsdrüse? Wofür waren die Nebennieren gut? Hier musste man abwarten, bis der Wissenschaft feinere Untersuchungsmethoden zur Verfügung standen als Skalpell und Knochensäge.

Heute haben wir entsprechende Techniken zur Verfügung und so können wir nachweisen, dass beispielsweise Signalstoffe des Nervensystems von Rezeptoren auf Immunzellen gebunden werden und so Nachrichten an ein anderes Organsystem vermitteln können. Genau hier greift auch wieder unser ML-1 ein: Infolge seiner Anwendung wird im Körper das so genannte Beta-Endorphin freigesetzt. Dieser ein wenig seltsam anmutende Name ist aus endogene Morphine zusammengezogen. Das ist eine Sammelbezeichnung für eine Gruppe von Peptiden, die im Nervensystem gebildet werden und eine sehr starke schmerzlindernde Potenz haben, ähnlich dem Morphin selbst. Im Gegensatz zu dieser Verbindung erzeugen jedoch die vom Körper selbst hergestellten Endorphine keine Sucht, sind also harmlos – und dennoch wirkungsvoll!

Somit findet eine seit langem bekannte Erfahrungstatsache aus der Misteltherapie – die „Stimmungsaufhellung", wie man früher sagte – heute eine biochemisch nachvollziehbare Begründung, die Freisetzung des körpereigenen Schmerzmittels und Nervenbotenstoffs Endorphin. Sicherlich bleibt hier noch viel Forschungsarbeit zu leisten, um etwa herauszufinden, auf welche Weise das ML-1 die Ausschüttung dieser Substanz auslöst, welche Regelprozesse dabei in Gang gesetzt werden und ob man diesen Prozess eventuell noch steuern kann. Dennoch liegt nun eine einsichtige Begründung für die Verbesserung der Lebensqualität unter einer Misteltherapie vor.

Die Auslösung des programmierten Zelltodes

Bei den bisher besprochenen Wirkungen setzt die Misteltherapie am Immunsystem an, niemals jedoch direkt am Tumor selbst. Nun gab (und gibt) es jedoch immer wieder auch Stimmen, die eine Misteltherapie als alternative Tumortherapie propagieren, das heißt, einen direkten Angriff auf die bösartigen Zellen für möglich halten. Gibt es Hinweise darauf, dass dies möglich ist?

Immer wieder wurde über einzelne Tumorrückbildungen berichtet, nachdem Mistelextrakte direkt in die Geschwulst injiziert worden wa-

ren. Für diese Beobachtungen gibt es inzwischen ebenfalls eine wissenschaftlich nachvollziehbare Begründung. In sehr hoher Dosierung, also in Mengen, die um viele Zehnerpotenzen über jenen zur Immunmodulation und Endorphin-Freisetzung liegen, kann das Mistellektin 1 (und wahrscheinlich sind auch andere Inhaltsstoffe der Mistel dazu in der Lage!) Tumorzellen zerstören.

Um das zu verstehen, muss man wissen, dass das ML-1 aus zwei Protein-Untereinheiten besteht, die man auch als A- und B-Kette bezeichnet. Die B-Kette ist in der Lage, an eine Zelle zu binden und die A-Kette ähnlich einem trojanischen Pferd in das Zellinnere einzuschleusen. Im Innern der Zielzelle bringt die A-Kette wichtige biochemische Prozesse zum Erliegen, beispielsweise die Biosynthese von Proteinen. Diese Störungen sind so massiv, dass sie eine Art Selbstmordprogramm auslösen; die betroffene Zelle bringt sich gezielt um.

Diesen Vorgang des so genannten programmierten Zelltodes oder auch Apoptose kennen wir bereits von einer ganzen Reihe anderer Krebsmedikamente. Dass man den-

Mistelpräparate können konventionelle Tumortherapien nicht ersetzen, sondern nur ergänzen.

noch das ML-1 in hoher Dosierung dafür (noch?) nicht einsetzt, liegt zum einen daran, dass diese Abtötung von Krebszellen durch Mistellektin noch nicht gut genug erforscht ist. Die bisher vorliegenden Resultate wurden vornehmlich an Einzelzellen gewonnen; klinische Erfahrungen hat man damit noch nicht.

Außerdem gibt es aber auch noch ein anderes Hindernis. Eine präzise Unterscheidung zwischen einer normalen und einer Krebszelle findet nämlich nicht statt, anders ausgedrückt: In den dazu notwendigen hohen Konzentrationen ist das Mistellektin auch für normale Körperzellen giftig. Vielleicht gelingt es in absehbarer Zukunft, mit molekularbiologischen Methoden das Mistellektin derart zu verändern, dass es gezielt Tumorzellen angreift und vernichtet. Im Moment ist das jedoch noch reine Zukunftsmusik.

Die Misteltherapie sollte also derzeit zur Immunmodulation und zur Verbesserung der Lebensqualität eingesetzt werden, andere Ansätze sind erst in der Phase der Entwicklung. Damit sei aber noch einmal darauf hingewiesen, dass die Gabe von Mistelpräparaten andere, „kon-

ventionelle" Tumortherapien nicht ersetzen, sondern nur ergänzen kann! Und auch über Sinn und Unsinn der Immunmodulation müssen noch einige Anmerkungen gemacht werden.

Problemfall Immunstimulation

Je mehr wir über das Zusammenspiel von Immun-, Nerven- und Hormonsystem erfahren, je weitreichender unser Einblick in das komplexe Netzwerk aus Regulationsmechanismen wird, desto vorsichtiger sollte man bei Eingriffen ins Immunsystem sein. Diese Folgerung ergibt sich auch aus ganz anderen umfassenden klinischen Studien z. B. zur Anwendung von Zytokinen, einer ebenfalls intensiv erforschten Gruppe von Immunbotenstoffen.

Je komplexer das Netzwerk, desto folgenreicher unsere Eingriffe – und dabei kann es durchaus auch zu Folgen kommen, die weder zunächst absehbar waren noch erwünscht sind, bis hin zu einer Immunsuppression, die man ja eben beheben wollte! Daraus leitet sich die unabdingbare Notwendigkeit ab, eine solche Immuntherapie unter ärztlicher Aufsicht durchzuführen! Erfahrungsgemäß scheuen sich jedoch viele Patienten, ihrem Haus- oder Klinikarzt über die Anwendung einer Misteltherapie zu berichten. Dies sollte aus mehreren Gründen aber nicht der Fall sein.

Eine richtig durchgeführte Misteltherapie hat mit Sicherheit einen Nutzen für den Patienten, und der behandelnde Arzt sollte eben darüber Bescheid wissen, warum es dem Patienten deutlich besser geht. Auf der anderen Seite aber müssen Eingriffe in das Immunsystem kontrolliert erfolgen, um gegebenenfalls unangenehme Nebenwirkungen abfangen zu können. Es kann nicht angehen, dass an einem Patienten bestimmte Therapien durchgeführt werden und der Arzt erst dann darüber informiert wird, wenn eine Krise eingetreten ist, die er dann möglichst schnell meistern soll!

Aus diesen Gründen ist es ein Gebot der Vernunft, die Misteltherapie in ein Behandlungskonzept einzugliedern, das konventionelle und naturwissenschaftlich-medizinisch begründete komplementäre Therapieverfahren in sinnvoll aufeinander abgestimmter Form einschließt,

sodass sich die verschiedenen Behandlungsmethoden gegenseitig in ihrer Wirkung verstärken und nicht etwa abschwächen. Ein solches Integratives Konzept der Tumortherapie wurde bisher allerdings nur von einer Arzneimittelfirma (Fa. biosyn, Fellbach) entwickelt und detailliert ausgearbeitet; Informationen für Ärzte und Patienten sind dort erhältlich.

Einige praktische Hinweise

Prinzipiell ist eine Misteltherapie – zumindest mit einem lektinstandardisierten Präparat – relativ einfach durchzuführen. In der Praxis ergeben sich jedoch immer wieder Probleme im Detail, und einige häufig wiederkehrende Fragen sind im Folgenden zusammengestellt.

▶ Wie wird eine Misteltherapie ablaufen?

Zunächst muss der Arzt mit einer geringen Menge des Präparats flach in die Haut spritzen. Diese Vorsichtsmaßnahme soll es ihm ermöglichen, Patienten mit einer – zwar seltenen, aber durchaus möglichen – Allergie gegen Mistelextrakte zu erkennen. Kommt es bereits bei dieser Vortestung zu deutlichen Reaktionen wie Rötungen, Juckreiz oder Quaddelbildung, sollte man von einer Misteltherapie Abstand nehmen und andere Immunstimulanzien einsetzen. Gibt es nach 48 Stunden keine Reaktionen, kann man mit einer Dosissteigerung beginnen bis zur Erhaltungsdosis. Dazu wird dann subkutan, beispielsweise in die Bauchdecke, gespritzt. Meist wird es (wie beim Eurixor®) darauf hinauslaufen, dass als Erhaltungsdosis zweimal pro Woche eine Ampulle gegeben wird.

▶ Wie lange muss eine Misteltherapie fortgeführt werden, und gibt es Therapiepausen?

Ein Therapiezyklus erstreckt sich zunächst über drei Monate, dann sollte eine Pause von beispielsweise vier bis sechs Wochen eingelegt werden. Kommen auch andere Immunmodulatoren zum Einsatz, können diese Pausen natürlich länger sein. Die einander abwechselnden Therapiezyklen und -pausen werden insgesamt über fünf Jahre fortgeführt, also die normale Nachbeobachtungszeit im Rahmen der Tumornachsorge.

▶ Ist es sinnvoll, schon vor einer Operation oder einem Chemo- bzw. Strahlentherapie-Zyklus mit einer Misteltherapie zu beginnen?

Ja! Auch wenn die Misteltherapie dann unterbrochen werden muss, hat es sich doch in klinischen Untersuchungen etwa an Patienten mit Hirntumoren gezeigt, dass der sich anschließende Zusammenbruch des Immunsystems dann bei weitem nicht so schlimm ausfällt.

▶ Kann man eine Misteltherapie mit anderen medikamentösen komplementären Therapiemethoden koppeln?

Sehr häufig kommen Enzympräparate in der Krebstherapie zum Einsatz. Da es sich dabei um Proteasen handelt, also Enzyme, die andere Proteine zerstören, mithin natürlich auch das Mistellektin 1, sollte vorsichtshalber ein gewisser zeitlicher Abstand von zumindest zwei Stunden zwischen der Anwendung der Präparate eingehalten werden.

Da Tumorpatienten stets einen Selenmangel aufweisen und wichtige enzymatische Schutzsysteme damit nicht mehr oder nur eingeschränkt funktionieren, empfiehlt sich grundsätzlich die zusätzliche Gabe (Supplementation) von Selen in Form von hoch dosiertem Natriumselenit (z. B. selenase®).

Die Möglichkeit einer Kopplung mit anderen Immunmodulatoren wie Thymuspeptidpräparaten (z. B. Thymoject®; bitte nur Fertigarzneimittel, keine unsicheren Frischextrakte!) wurde bereits angesprochen. Während einer Chemo- bzw. Strahlentherapie oder begleitend zu einer Operation muss die Misteltherapie abgesetzt werden; hier kann man xenogene Peptide (zum Beispiel FACTOR AF2) anwenden. Damit werden nicht nur Nebenwirkungen wie Übelkeit oder Entzündungen der Schleimhäute kompensiert, sondern auch die Neubildung von Immunzellen angeregt.

▶ **Kann man eine Misteltherapie auf Reisen selbstständig weiterführen?**

Ja, sofern beim Arzt eine Erhaltungsdosis eingestellt wurde. Wenn keine Kühlkette notwendig ist (wie etwa beim lektinstandardisierten Eurixor®), kann man die entsprechend abgezählte Menge an Ampullen problemlos mitführen und – nach Anleitung durch den Arzt – selbst spritzen. Die Ampullen sollten natürlich schonend behandelt werden, also wie bestimmte Körperpflegemittel, Sonnenöl oder etwa Nahrungsmittel auch. Führen Sie sie in einer Kühltasche o. Ä. mit, deponieren Sie sie tunlichst nicht im Handschuhfach oder hinter der Windschutzscheibe oder an anderen ungeschickten Plätzen.

Register